Contemporary Classics

今こそ名著

養生訓

すこやかに生きる知恵

貝原益軒

前田信弘◎編訳

日本能率協会マネジメントセンター

はじめに

『養生訓』は、江戸時代の儒学者、貝原益軒《かいばらえきけん》が書いた養生書、健康に関する指南書である。益軒は『養生訓』でこう述べている。

「人の身は百年を以て期とす。上寿《じょうじゅ》は百歳」
（人のからだは百年を期限とする。上寿というのは百歳）

人生100年時代を迎え、現代はまさに上寿の時代になったといえよう。

『養生訓』は、貝原益軒が自ら試してきたことをもとに書かれた実践的な養生の書である。そして『養生訓』は、からだの養生だけでなく、心を問題とする心の養生に重点をおいている。その点に特徴がある。心の安らぎこそが養生の基本であるとし、心の平静を保ち、心を楽しむ。そうすることで、心身ともに健康でいられるということを丁寧に説いているのである。

現代はストレス社会。この時代を生きる者にとって、心の養生は欠かせない。心の養生を基本とする『養生訓』には、心身ともに健康に生きるための知恵、学ぶべきことが数多く散りばめられている。人生100年時代、百歳まですこやかに生きるためのヒントをそこに見出すことができるであろう。

本書は、『養生訓』の現代語訳であり、原文とあわせて第2部に収録してある。ただし、紙幅の関係もあり、全文ではなく、部分的に収録してある。全文ではないが、益軒の教えの要点、『養生訓』のエッセンスを味わうことができるであろう。

第1部では『養生訓』という書物について、そして著者である貝原益軒という人物、その生涯について記した。

第3部では、現代に生きるわれわれが、心安らかに、そしてすこやかに生きるためにはどうすべきなのかについて考察を試みた。

本書を通して『養生訓』の養生の道に触れていただけたら幸いである。

そして、本書がこれからの人生・生活の一助となれば望外の喜びである。

前田信弘

養生訓　すこやかに生きる知恵　目次

第2部　現代語訳と原文で読む『養生訓』

第1章　巻第一　総論　上

第2章　巻第二　総論　下

第3章 巻第三 飲食 上

第4章　巻第四　飲食　下　飲酒　飲茶　付たばこ　慎色欲

飲食　下

第5章　巻第五　五官　二便　洗浴

第6章 巻第六 慎病 択医

択医

第7章 巻第七 用薬

第8章　巻第八　養老　育幼　鍼　灸法

第3部 『養生訓』に学ぶ―すこやかに生きる知恵―

第1部

名著『養生訓』とは

●『養生訓』とは

『養生訓』は、江戸時代の福岡藩の儒学者、貝原益軒《かいばらえきけん》によって著わされた養生に関する指南書である。正徳三年（一七一三）、益軒が八十三歳のときに書かれたもので、その翌年にかれは没している。つまり、益軒は当時としてはかなりの長寿であった。その点から『養生訓』の内容はすぐれた養生法であり、また、かれがそれを実践していたことがうかがわれる。

事実、『養生訓』は、自らが実践し、経験してきたことを踏まえて書かれている。実際に自分で試し、その効果があったものを書きとどめているのである。

ところで、養生というと、健康、からだの養生を思い浮かべることが多いが、『養生訓』はそれにとどまらない。もちろん養生とは、健康に注意し、病気にかからず丈夫でいられるようにつとめることではあるが、それ以上に心を問題としているのだ。

『養生訓』はからだの養生のみならず、むしろ心を問題とする心の養生を重視している。心の安らぎこそ養生の基本であるとし、心を平和にし、心を苦しめず、心を養うことを養生の要点としているのである。

心という面からいえば、ストレス社会を生きるわれわれにとっても、心の養生、心の健康はとても重要な問題ではないだろうか。そうした角度から『養生訓』を読むと、そこにはストレス社会を生きる現代人にとって、すこやかに生きるための知恵、学ぶべきことを数多く見出すことができるであろう。

また、『養生訓』は、とても平易な文章で書きつづられている。自身の経験を通して、具体的な養生法を、ごく平凡に、平易に語っているのである。それは無学の庶民に対する啓蒙といった意味が込められている。つまり、身分をとわず多くの人々が実践できる養生法を説いているのである。

『養生訓』という書名は、今日も多くの人が知っているのではないだろうか。『養生訓』は現代もなお生きているのである。ただし、現代医学の知識として読まれているわけではない。現代医学の観点からすれば、正確ではない点や不足している点なども多々あるだろう。それでもなお読みつづけられているのは、天寿を全うする、このために役立つ書だからではないだろうか。養生法を実践することにより、健康をたもち、かつ、平和に楽しく生きることによって天寿を全うする。このことは、どのような時代においても人々がもとめつづけることであろう。

●『養生訓』の構成

『養生訓』は、全八巻よりなり、第一巻と第二巻を養生の目的や意義などの「総論」にあてている。第三巻と第四巻とで「飲食」について、食べもの、飲みもの、食べかた、飲みかたなどについて述べている。第五巻では、人間のからだの生きているはたらき、耳や目や口などのいわゆる五官のはたらきと、その養生法、二便と洗浴について説いている。第六巻では、病気について、病気になったときの心得など、第七巻では、薬の用いかたについて説いている。最後の第八巻では、老人の養生、子どもの育てかた、さらに鍼《はり》と灸《きゅう》の用いかたについて述べている。

このような構成で健康で明るい生活を送るための方法、その心得を懇切丁寧に説いているのである。

とくに第八巻「養老」では、年老いて「心を楽しませる」ことが重要であると主張している。この教えは、高齢化が進み人生１００年時代といわれる昨今、大いに示唆にとむものといえよう。

第一巻	総論　上…養生の目的と意義
第二巻	総論　下…具体的な養生一般の道について
第三巻	飲食　上…飲食について、飲食の心得
第四巻	飲食　下…具体的な飲食について 飲酒・飲茶付たばこ・慎色欲…酒や茶の飲みかた、色欲について
第五巻	五官…耳・目・口・鼻・体のはたらきと、その養生法・健康法 二便・洗浴…大小の二つの便、入浴について
第六巻	慎病…病を慎《つつし》む。病気について 択医…医者を択《えら》ぶ。医者について
第七巻	用薬…薬の用いかた
第八巻	養老…老人の養生 育幼…子どもの育てかた 鍼・灸法…鍼灸の用いかた

ところで、『養生訓』の著者である貝原益軒はどのような一生を送ったのだろうか。つぎにかれの生涯について簡単に触れておきたい。

●貝原益軒の生涯　誕生と幼少時代

貝原益軒は、寛永七年（一六三〇）に福岡城内の東邸に生まれる。通称は、はじめ助三郎、のちに久兵衛、諱《いみな》（生前の実名）を篤信《あつのぶ》、字《あざな》を子誠といい、号は損軒で、益軒は晩年につけたものである。

益軒の父、貝原寛斎《かんさい》は三十五歳ですでに四人の男子があった。筑前（福岡県）の城主の黒田忠之《ただゆき》および光之《みつゆき》に数十年のあいだ仕えたが、俸禄は一五〇石で黒田家の家臣のなかでは中以下であったと考えられる。性格的にはひかえめであったらしく、人をあなどることがなく、質素ではあったが非社交的ではなく、客に馳走《ちそう》するのを喜んだという。学問も一応したので、子どものなかからは益軒以外にも書を好み学に志すものを出している。また、医学の心得もあり、それによって生計をたてたこともあった様子で、益軒も早くからその感化をうけている。

益軒の生まれた翌年に寛斎は浪人となり、城内から出て、博多の町中の粗末な家に移っている。その落ちぶれたなかで、妻をうしなった。

母をうしなったとき五歳であった益軒は、その後、兄弟とともに地行婆《じぎょうばあ》とよばれる家政婦によって育てられた。さらに継母となった人も十二歳のときになくなっている。こうしたことから、益軒のこども時代は、それほど幸福であったとはいえないであろう。

母親からの愛情についてははなはだ恵まれなかった益軒が、温厚な人格となりえたのは、父や兄の人柄、また地行婆の果たした役割が大きかったと考えられる。

益軒は、六歳のころから教わりもしないで仮名をおぼえ、また算数にもたけていた。そうした益軒をみて、「幼時の秀才は早死にが多い、この子の前途が不安だ」といって父兄で心配したという。

読書好きの益軒は、八歳のころには近所の知人から『平家物語』や『保元物語』、『平治物語』などの古典を借りて愛読した。かれが儒教の経典に接したのはさらにあとになってからである。

益軒がはじめて四書（『大学』『論語』『孟子』『中庸』の総称）を読むようになったのは、十三歳であった。かれの家庭教師役をしてくれたのは、八歳年長の兄存斎《そんさい》であった。存斎は京都で五年間学んで帰ってきたところであった。はじめは医者になるために留学した兄は、医学よりもむしろ儒学に力を入れてきたのである。

●貝原益軒の生涯　浪人、そして江戸・京都での生活

慶安《けいあん》元年（一六四八）、益軒は十八歳で御納戸《おなんど》御召料方という藩主の衣服の調度の出納係として、藩主黒田忠之に仕え、四人扶持をあたえられるに至った。ところが、どうした理由によるものか忠之の怒りにふれ、慶安三年には免職されてしまう。その後、益軒は七年間の浪人生活を送ることになるが、その間あいだに学問を蓄積する機会をえることになる。

しかし、浪人の益軒の生活はいよいよ苦しく、二十五歳、江戸に行くときは、どん底であった。江戸詰めとなっていた老いた父の世話役というかたちで江戸へ送られることになったのである。益軒は、東海道を上り、あす江戸の町に入るという日、川崎の宿場で髪をそりおとし、名を柔斎《じゅうさい》とあらためた。生活の手段としての医者になるためである。

益軒が医者になろうとしたのは、当時江戸の黒田藩邸にいた父の寛斎が医者のようなことをしていたからではないかと考えられている。寛斎は以前から医書を読み、浪人時代に博多の町中に住んだのも、町人の子に読み書きを教えるあいまに、薬草などを売るためだったようである。益軒が少年のころに、父はかれに医学書を読ませていたし、薬の知識もあたえていたので、窮迫《きゅうはく》したなか上京した益軒が医者になろうとしたのは当然のことであった。

益軒は江戸藩邸に父と同居しながら医学より儒学に力を入れた。滞在中、かれは黒田一貫な

どの重臣たちから、その学力を認められた。そして明暦二年（一六五六）に藩主光之に六人扶持でかかえられることになったのである。

その後、益軒には学問修行のため上京の命が下る。かれは藩の費用で京都で勉学できるようになったのである。当時の京都は儒学の研究が盛んな地であり、儒学を学ぼうとする青年たちが押しよせていた。

京都留学中の益軒の勉強はかなりはげしいものであったという。徹夜することもしばしばあった。藩主光之は京都に立ちよって益軒の努力をみて、俸禄をあたえることにした。およそこのころに益軒の学者としての評価が定まったようである。

●貝原益軒の生涯　帰郷と結婚

寛文四年（一六六四）、藩命が下り益軒は福岡に帰ることになる。帰郷した益軒は一五〇石の知行をあたえられ、藩士のために『大学』の講義をすることになった。三十四歳のときのことである。なお、寛文五年、父寛斎が福岡で他界した。六十九歳であった。

これからあと益軒は福岡に定住することになるが、寛文八年（一六六八）に結婚をする。浪人の時代が長かったせいか著しい晩婚である。相手は、支藩の秋月藩士江崎弘道の娘で十六歳の初《はつ》、のちの東軒《とうけん》婦人である。東軒婦人は、和歌にたくみで、箏《そう》・胡琴《こきん》をよく弾き、晩年には益軒らとの合奏を楽しんだという。また、楷書《かいしょ》もたくみであったという。

結婚後、益軒は髪をたくわえ、柔斎をあらためて久兵衛と名のった。以降、儒者としての道をさらに歩むことになる。知行も二百石に上がった。二百石というのは、儒臣にあたえられる最高の俸給であった。

益軒の最初の著書は『易学提要《えきがくていよう》』と『読書順序』で寛文五年（一六六五）に発刊された。その後、数多くの著書を世に送り出すことになるのである。

●貝原益軒の生涯　益軒と旅行

寛文十一年（一六七一）、四十一歳のとき、『黒田家譜』編纂の命を受けた。従来伝わる記録・伝記はたくさんあったが、真偽が不確かなことが多く、藩主の光之はそれを正し、かつ連続した藩主家譜にしたいと考え、益軒に命を下したのである。

翌年に一応の草稿がなった。その後さらに六年をかけて十二巻物として完成させ、献上した。ただし、さらに何度も改訂・増補がされ、最終的にできあがるまで十七年を要している。

『黒田家譜』が完成すると、つぎは自らの発意で筑前の地誌（『筑前国続風土記』）をつくりはじめる。これは、筑前領内巡行の藩命をうけて、藩内の各地をみてまわり、十五年かかって元禄十六年（一七〇三）、益軒七十三歳のときにできあがった。藩内各地を巡ったわけだが、もともとかれは大の旅行好きであり、多くの旅行をしている。

江戸に十二回、京都に二十四回、長崎に五回行っている。その往復の途上を利用してさまざまな場所を遊歴している。二十四回も訪れている京都は、青年の日の勉学の地であっただけに、かれのもっとも愛する都市であった。最後の京都旅行は、元禄十一年（一六九八）、六十八歳で、東軒夫人を同伴している。このときは、名勝古跡を一年半ついやしてまわっている。また、これらの旅行をもとに、多数の紀行記を残している。

貝原益軒の生涯　最後の時期

元禄十三年（一七〇〇）、益軒は藩主の許可をえて役を退いた。益軒には子がなく、家督は養子の重春（兄存斎の二男）にゆずった。益軒七十歳のときである。

役は退いたものの、益軒の晩年にはいつまでも雑事がつきまとった。というのも養子の重春は、家政、つまり家をまとめ、おさめることに問題があった。それがもとで負債を生じることもあったのだ。そこで、益軒が重春にかわって家政の管理をしなければならなかったのである。

このような問題があったものの、御用学者としての雑務からは解放され、実に多くの著述を残している。その一部をあげると、『君子訓』（七十三歳）、『大和俗訓』（七十八歳）、『楽訓』『和俗童子訓』（八十歳）、『養生訓』（八十三歳）、『大疑録』（八十四歳）というようにである。

益軒はわずかな時間をも惜しみ、一生をかけた学問を庶民に理解できるかたちで残そうと取り組んだのである。

最終の休息に益軒を急がせた出来事として妻東軒夫人の死があげられる。寛文八年（一六六八）に嫁いで以来、正徳三年（一七一三）六十一歳で他界するまで彼女は益軒のよきアシスタントであった。

東軒夫人は、もともと華奢《きゃしゃ》な体質だったようで、結婚後、郷里から両親がかけつけるような重病を四回も患《わずら》っている。そんな彼女が、六十一歳まで生きえたのは、益軒の指導による養生のたまものだと考えられる。

東軒夫人という人生の杖をうしなってから一年も生きえなかったことが、かれと彼女との人間としてのつながりの深さを物語っているといえるだろう。

四十余年間つれそった愛妻をうしない、心身の疲労とさびしさから、ただでさえすぐれない健康をさらにそこなった益軒は、しばらく来客を断り、家にとじこもったという。このころには、最後の時期がせまったことを自覚していたようである。

益軒の最後の著述は『大疑録』であり、それを書き終えて二カ月後にかれは世を去った。息がつづくかぎり学んでやまないという信念をつらぬきとおした益軒。正徳四年（一七一四）、八十四歳であった。

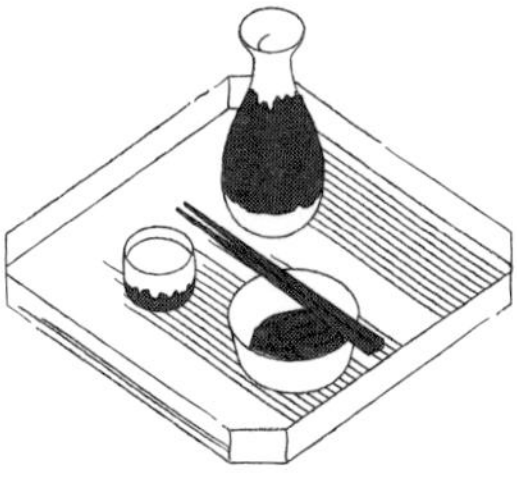

第2部

現代語訳と原文で読む『養生訓』

※本書における原文の引用は、『養生訓』貝原益軒著、伊藤友信訳（講談社学術文庫）によります。

また、現代語訳・注釈については『養生訓』（講談社学術文庫）、『養生訓』（中公文庫）、『養生訓』（致知出版社）などの書籍を参考にし、原文を尊重しつつも、わかりやすさを考慮しました。

この場を借りて感謝申し上げます。

1

巻第一　総論　上

総論　上

長生きはすべての幸福の根本

人のからだは父母を本《もと》にし、天地をはじめとしてなったものです。天地・父母の恵みを受けて生まれ、養われたからだですから、それは自分のもののようでありながら、自分だけの所有物ではありません。天地からいただいたものであり、父母の残してくださったものなので、慎《つつし》んでよく養って天寿《てんじゅ》を長くたもつようにしなければなりません。

これが天地・父母に仕《つか》える者の根本なのです。からだを失っては仕えることができません。自分のからだにそなわっているものは、小さな皮膚《ひふ》や髪の毛でさえも父母から受けたものです。ですから、理由もなく傷つけるのは不孝というものです。

まして大いなる生命を、自分ひとりのものと思って、慎《つつし》まず、飲食・色欲《しきよく》を思

◆「総論　上」は、養生の目的や意義などについて説いている。

◆『養生訓』の冒頭。まず人間の生命の尊さ、その因縁について触れ、生命と私欲のどちらが大事かをよく考え、私欲の危険性をおそれ、慎んだ生活をすること。そうすることによって長生きでき、難もまぬがれるのだと説く。

いのままにし、元気をそこなう。そして、病《やまい》となり、もって生まれた天寿をちぢめて、早く生命を失うことは、天地・父母への最大の不孝です。馬鹿げたことだといわざるを得ません。

人としてこの世に生まれてきたからには、ひたすら父母・天地に孝をつくし、人倫《じんりん》の道を実践《じっせん》し、義理にしたがう。そして、なるべくなら幸福になり、長生きして喜び楽しむことは、だれもが願うことではないでしょうか。

このようになりたいと思うなら、まずいま述べた古《いにしえ》の道を考え、養生《ようじょう》の術《じゅつ》を学んで健康をたもつことです。これこそが人生でいちばん大事なことでしょう。

人のからだはこのうえなく貴重《きちょう》であって、全世界のなにものにもかえることのできないものではないでしょうか。それなのに養生の術を知らないで、欲にふけり身をほろぼし、命を失うというのは、これ以上愚《おろ》かなことはありません。

生命と私欲《しよく》のどちらが大事かをよく考えて、日々の生活を慎むこと。そして私欲の危険性を、深淵《しんえん》にのぞむように、薄氷《はくひょう》をふむようにおそれ生活すれば、長生きもできて、災難《さいなん》をもまぬがれるでしょう。

ともかく人生は、楽しむべきです。命が短くては、全世界の富を得たところでしかたがありません。財産を山のように殖《ふ》やしてもなんの役にも立ちません。ですから、道にしたがってからだを大切にして、長生きするほど大いなる幸せはないのです。そこで、『尚書《しょうしょ》』では長生きを五福《ごふく》の第一にしています。長生きは、すべての幸福の根本なのです。

人の身は父母を本《もと》とし、天地を初《はじめ》とす。天地父母のめぐみをうけて生れ、又養はれたるわが身なれば、わが私の物にあらず。天地のみたまもの、父母の残せる身なれば、つゝしんでよく養ひて、そこなひやぶらず、天年《てんねん》を長くたもつべし。是《これ》天地父母につかへ奉る孝の本《もと》也。身を失ひては、仕ふべきやうなし。わが身の内、少なる皮はだへ、髪の毛だにも、父母にうけたれば、みだりにそこなひやぶるは不孝《こう》なり。況《いわんや》大なる身命を、わが私の物として慎《つつし》まず、飲食色慾を恣《ほしいまま》にし、元気をそこなひ病を求め、生付《うまれつき》たる天年を短くして、早く身命を失ふ事、天地父母へ不孝のいたり、愚《おろか》なる哉。人となりて此世に生きては、ひとへに父母天地に孝をつくし、人倫の道を行なひ、義理にしたがひて、なるべき程は寿福《じゅふく》をうけ、久しく世にながらへて、喜び楽みをなさん事、誠に人の各願ふ処ならずや。如レ此《かくのごとく》ならむ事をねがはゞ、先《まず》古の道をかう《ん》がへ、養生の術をまなんで、よくわが身をたもつべし。是《これ》人生第一の大事なり。人身は至りて貴《とう》とくおもくして、天

『尚書《しょうしょ》』
『書経』の別名。儒教の経典である五経の一つ。堯・舜〜夏・殷・周の王やこれを補佐した人々の言辞の記録。

下四海にもかへがたき物にあらずや。然るにこれを養なふ術をしらず、慾《よく》を恣《ほしいまま》にして、身を亡ぼし命をうしなふ事、愚《おろか》なる至り也。身命と私慾との軽重をよくおもんぱかりて、日々に一日を慎しみ、私欲の危《あやうき》をおそるゝ事、深き淵にのぞむが如く、薄き氷《こおり》をふむが如くならば、命ながくして、つひに殃《わざわい》なかるべし。豈《あに》楽まざるべけんや。命みじかければ、天下四海の富《とみ》を得ても益なし。財《たから》の山を前につんでも用なし。然れば道にしたがひ身をたもちて、長命なるほど大なる福《さいわい》なし。故に寿《いのちなが》きは、尚書《しょうしょ》に、五福の第一とす。是《これ》万福の根本なり。

養生の術を学ぶ効果

何事も努力をつづければ、かならず効果があります。それはたとえば、春に種をまいて、夏のあいだによく養えば、秋の収穫《しゅうかく》が多いようなものです。もし養生《ようじょう》の術《じゅつ》をよく学び、長く実行すれば、からだは丈夫になり病気になることもなく、天寿《てんじゅ》をたもち長生きをして、長く楽しむことは必然《ひつぜん》でしょう。これは自然の道理であって、うたがってはなりません。

万《よろず》の事つとめてやまざれば、必《かならず》しるしあり。たとへば、春たねをまきて夏よく養へば、必《かならず》秋ありて、なりはひ多きが如し。もし養生の術をつとめまなんで、久しく行はゞ、身つよく病なくして、天年をたもち、長生を得て、久しく楽まん事、必然《ひつぜん》のしるしあるべし。此《この》理うたがふべからず。

若いときから養生の術を学ぶ

庭に草木を植《う》えて愛する人は、朝晩心にかけて、水をやったり、土をかぶせたり、肥料をあたえたり、虫を取ったりして、よく養い育てます。そして、その成長を見ては喜び、しおれてしまうのを見ては悲しむものです。

草木は軽いものですが、自分のからだは重いものです。どうして自分のからだを草木ほどにも愛さないでよいものでしょうか。はなはだ無反省なことです。

さて、養生《ようじょう》の術《じゅつ》を知って実践《じっせん》することは、天地・父母に仕《つか》えて孝行することであり、また自分の長生きと安楽《あんらく》のためでもあります。ですから、急を要《よう》しないことはさしおいても、若いときから養生の術を学ばなければなりません。身を慎《つつし》み、生命《いのち》を養うのは、人間としていちばん重要なことなのです。

園に草木をうへ《ゑ》て愛する人は、朝夕心にかけて、水をそゝぎ土をかひ、肥《こえ》をし、虫《むし》を去て、よく養ひ、其《その》さかえを悦《よろこ》び、衰《おとろ》へをうれふ。草木は至りて軽し。わが身は至りて重し。豈《あに》我身を愛する事草木にもしかざるべきや。思はざる事甚《はなはだ》し。夫《それ》養生の術をしりて行なふ事、天地父母につかへて孝をなし、次にはわが身、長生安楽のためなれば、不急なるつとめは先《まず》さし置て、わかき時より、はやく此《この》術をまなぶべし。身を慎み生を養ふは、是《これ》人間第一のおもくすべき事の至《いたり》也。

内からの欲望と外からの邪気

養生《ようじょう》の術《じゅつ》は、まず自分のからだをそこなうものを除去《じょきょ》することです。からだをそこなうものとは、内から生じる欲望《よくぼう》・内欲《ないよく》と、外からやってくる邪気《じゃき》・外邪《がいじゃ》です。

内欲とは、飲食《いんしょく》の欲、好色《こうしょく》の欲、眠《ねむ》りの欲、しゃべりたい欲と、喜《よろこび》・怒《いかり》・憂《うれい》・

◆養生の術は、まず自分のからだに害となるものを除くことであると説く。このからだを害するものには、内から起こる欲望（内欲）と、外からくる邪気（外邪）があると説明する。

思《おもい》・悲《かなしみ》・恐《おそれ》・驚《おどろき》の七情《しちじょう》の欲をいいます。

外邪とは、自然の四つ気で、風《かぜ》・寒《さむさ》・暑《あつさ》・湿《しめり》のことをいいます。

そこで、内から生じる欲望・内欲をこらえて少なくし、外部からくる邪気・外邪をおそれて防《ふせ》ぐのです。そうすれば、元気をそこなうことなく、病気にかからず天寿《てんじゅ》をまっとうすることができるでしょう。

> **養生の術は、先《まず》わが身をそこなふ物を去《さる》べし。身をそこなふ物は、内慾と外邪《がいじゃ》となり。内慾とは飲食《いんしょく》の慾、好色《こうしょく》の慾、睡《ねぶり》の慾、言語をほしいまゝにするの慾と喜怒憂思悲恐驚の七情の慾を云《いう》。外邪とは天の四気なり。風寒暑湿を云《いう》。内慾をこらゑ《へ》て、すくなくし、外邪をおそれてふせぐ、是《これ》を以《もって》元気をそこなはず、病なくして天年を永くたもつべし。**

内欲をこらえて元気を養う道

さて、養生の道は、内欲《ないよく》をこらえる、つまり我慢《がまん》することが根本です。この根本をしっかりやれば、元気が強くなって外邪《がいじゃ》におかされることもありません。内欲を慎《つつし》まないで元気が弱ければ、外邪におかされやすくなって大病にかかり天寿《てんじゅ》をたもつことができません。

では、どのようにして内欲をこらえることができるのでしょうか。それは飲食を適量にして飲みすぎ食べすぎをしないことです。脾臓《ひぞう》と胃《い》を傷《きず》つけて病《やまい》をおこすものを食べないこと。また色欲《しきよく》を慎《つつし》み、精力を惜しみ、寝るべきではないときには寝ないこと。長時間眠《ねむ》ることや長く座ることをさけて、時々からだを動かして気の転換をはかることなどによるのです。

とくに食後はかならず数百歩歩きましょう。もし、食後に長いあいだ楽な姿勢で座っていたり、また食後にじっとしていたり、昼寝をしたり、食べたものがまだ消化していないのに早く眠ってしまう習慣をつけると、からだに滞《とどこお》りが生じて病気になります。そして、それをくり返しているうちに、元気がなくなって衰《すい》弱《じゃく》していくでしょう。

ふだんから元気を消耗《しょうもう》することをさけ、多弁《たべん》をせず、七情《しちじょう》をほどほどにするのがよいのです。七情のなかでも、とくに怒り、悲しみ、憂《うれ》い、思いを少なくすることが大切です。欲をおさえ、心を平静《へいせい》にし、気をやわらげ、静かにしてさわ

◆内欲とは、飲食の欲や好色の欲など、さまざまな感情の動きによるものである。外邪とは自然・天候などの四つの気である。養生の道はこれを忍び、防ぐことであると説く。

脾臓《ひぞう》と～ むかしは脾臓が直接消化に関係あると誤って信じられていた。

がず、心はつねに平和で安楽《あんらく》でなければなりません。憂《うれ》い苦しんではダメなのです。

これがみな、内欲をこらえて元気を養う道です。また、こうした心がけが、風・寒・暑・湿の外邪《がいじゃ》を防《ふせ》いで勝つ力となるのです。このような内外のさまざまな用心こそ、養生の大切な項目です。これらをよくよく慎《つつし》み守らなければなりません。

凡《およそ》養生の道は、内慾をこらゆる《ふ》を以本《もつて》とす。本をつとむれば、元気つよくして、外邪おかさず《を》。内慾をつつしまずして、元気よはければ《わ》、外邪にやぶれやすくして、大病となり天命をたもたず。内慾をこらゆる《ふ》に、其《その》大なる条目は、飲食をよき程にして過さず。脾胃《ひい》をやぶり病を発する物をくらはず。色慾をつゝしみて精気をおしみ《を》、時ならずして臥さず。久しく睡る《ねむ》事をいましめ、久しく安坐せず、時々身をうごかして、気をめぐらすべし。ことに食後には、必《かならず》数百歩、歩行すべし。もし久しく安坐し、又、食後に穏坐し、ひるいね、食気いまだ消化せざるに、早くふしねぶれば、滞《とどこお》りて病を生じ、久しきをつめば、元気発生せずして、よは《わ》くなる。常に元気をへらす事をおしみ《を》て、言語をすくなくし、七情を

よきほどにし、七情の内にて取わき、いかり、かなしみ、うれひ思ひをすくなくすべし。慾をおさえ、心を平《たいらか》にし、気を和《やわらか》にしてあらくせず、しづかにしてさはがしからず、心はつねに和楽なるべし。憂ひ苦むべからず。是《これ》皆、内慾をこらえて元気を養ふ道也。又、風寒暑湿の外邪をふせぎてやぶられず。此《この》内外の数《あまた》の慎《つつしみ》は、養生の大なる条目なり。是《これ》をよく慎しみ守るべし。

人間の生まれつきの寿命は長い

すべての人間の生まれつきの寿命《じゅみょう》は、多くの場合は長いものです。寿命が短く生まれついたという人はまれです。

生まれつき元気盛《さか》んで、からだの強い人でも、養生《ようじょう》の術《じゅつ》を知らずに、朝夕に元気をそこない、日夜《にちや》精力を消耗して、あたえられた天寿《てんじゅ》をたもつことなく早死にしてしまう人が世間《せけん》には多いものです。

これとは逆に、生まれつきたいへん虚弱《きょじゃく》で多病《たびょう》な人でも、多病だからこそ慎《つつし》みおそれて保養《ほよう》すれば、かえって長生きできる人も世間にはいるものです。

この二つの例は、実際に世間に多くみられることですから、うたがってはいけません。欲にふけってからだを失うことは、たとえば刀で自殺するようなものです。不摂生《ふせっせい》と自殺とは、早いかおそいかの違いはあるものの、自分で自分を害《がい》する点では同じといえるでしょう。

凡《すべて》の人、生れ付《つき》たる天年はおほくは長し。天年をみじかく生れ付《つき》たる人はまれなり。生れ付《つき》て元気さかんにして、身つよき人も、養生の術をしらず、朝夕元気をそこなひ、日夜精力をへらせば、生れ付《つき》たる其《その》年をたもたずして、早世する人、世に多し。又、天性は甚《はなはだ》虚弱にして多病なれど、多病なる故に、つつしみおそれて保養すれば、かへつて長生する人、是《これ》又、世にあり。此二つは、世間眼前に多く見る所なれば、うたがふべからず。慾を恣《ほしいまま》にして身をうしなふは、たとへば刀《かたな》を以て自害するに同じ。早きとおそきとのかはりはあれど、身を害する事は同じ。

人の命は我にあり

老子《ろうし》はこういっています。

「人の命は我にあり、天にあらず」

人の命はもちろん天からもらった生まれつきのものですが、養生《ようじょう》をよくすれば長くなるし、養生しなければ短くなります。だから、長命か短命かは、自分の心次第《しだい》というわけです。からだが強く長命に生まれついた人でも、養生の術がなければ早世《そうせい》するし、虚弱《きょじゃく》で短命にみえる人も、保養《ほよう》をよくすれば長生きできるものです。

これはすべて人の行ないによるのですから、「人の命は天にあらず」と老子がいったのでしょう。きわめて寿命が短く生まれついた顔回《がんかい》などのような人は別として、そうでなければ自分の養生の力によって長生きするのが道理です。たとえば、炭火《すみび》を暖炉《だんろ》深く埋《うず》めて養えば長く消えず、風の吹くところにそのまま出しておけばすぐに消えてしまいます。また、蜜柑《みかん》を外に出したままにしておけば年内ももたず、深くしまって養えば翌年の夏までもつように、人の寿命もそうしたものでしょう。

老子《ろうし》 中国、春秋戦国時代の思想家。道家の開祖とされる人物。

顔回《がんかい》 春秋時代の魯の賢人、孔子の高弟。徳行にすぐれており、孔子の愛重する弟子であったが短命で没した。

人の命は我にあり、天にあらずと老子《ろうし》いへり。人の命は、もとより天にうけて生れ付《つき》たれども、養生よくすれば長し、養生せざれば短かし。然れば長命ならんも、短命ならむも、我心《わが》のまゝなり。身つよく長命に生れ付たる人も、養生の術なければ早世す。虚弱《きよじやく》にて短命なるべきと見ゆる人も、保養よくすれば命長し。是《これ》皆、人のしわざなれば、天にあらずといへり。もしすぐれて天年みじかく生れ付たる事、顔子《がんし》などの如くなる人にあらずむ《ん》ば、わが養《やしない》のちからによりて、長生する理也。たとへば、火をうづみて炉《ろ》中に養へば久しくきえず。風吹く所にあらはしおけば、たちまちきゆ。蜜橘《みかん》をあらはにおけば、としの内をもたもたず、もしふかくかくし、よく養なへば、夏までたもつがごとし。

外の養分はほどほどに

人間の元気は、もともと万物《ばんぶつ》を生じる天地の気です。これが人のからだの根本なのです。ですから、この気がなければ、人は生まれません。人が気を受けて生まれたあとは、飲食《いんしょく》、衣服《いふく》、住居《じゅうきょ》などの外物《がいぶつ》の助けによって元気が養われて生

◆衣食住は生命を守る大切なものではあるが、この外物の養分をとりすぎると内なる元気が負けてしまうと説き、過保護を戒めている。

命をたもちます。ところが、こうした飲食、衣服、住居の類《たぐい》もまた天地の生んだものなのです。つまり、生まれるのも養われるのも、すべて天地・父母の恩《おん》といわなければなりません。

外物を用いて元気の養分《ようぶん》とする飲食などをひかえめにして、食べすぎなければ、生まれつきの内なる元気を養って、生命が長くたもたれ、天寿《てんじゅ》をまっとうすることができるのです。もし外物の養分をとりすぎると、内なる元気が外物の養分（気）に負けて病気になります。病気が重くなって元気がつきれば死にいたることになります。

たとえば、草木に水や肥料などの養分をあたえすぎると、生気《せいき》を失って枯《か》れてしまうようなものです。ですから、人は心の内に楽しみをもとめて、飲食などの外の養分はほどほどにすべきなのです。外の養分にたよりすぎると、内なる元気をそこなう結果になるでしょう。

人の元気は、もと是《これ》天地の万物を生ずる気なり。是人身の根本なり。人、此気にあらざれば生ぜず。生じて後は、飲食《いんしょく》、衣服《いふく》、居処《きょしょ》の外物《がいぶつ》の助によりて、元気養はれて命をたもつ。飲食、衣服、居処の類も、亦、天地の生ずる所なり。生るゝ

も養はるゝも、皆天地父母の恩なり。外物を用《もちい》て、元気の養《やしない》とする所の飲食などを、かろく用ひて過《すご》さゞれば、生付《うまれつき》たる内の元気を養ひて、いのちながくして天年をたもつ。もし外物の養《やしない》をおもくし過せば、内の元気、外の養にまけて病となる。病おもくして元気つくれば死す。たとへば、草木に水と肥《こやし》との養を過せば、かじけて枯るゝがごとし。故に人たゞ心の内の楽《たのしみ》を求めて、飲食などの外の養をかろくすべし。外の養おもければ、内の元気損ず。

養生の術の第一歩は心気を養うこと

養生《ようじょう》の術《じゅつ》の第一歩は心気《しんき》を養うことです。心をやわらかに平静《へいせい》にし、怒《いか》りと欲とをおさえ、憂《うれ》いや心配を少なくして、心を苦しめず、気をそこなわないこと、これこそが心気を養う要領《ようりょう》なのです。

寝るのを好むのはよくありません。長く眠《ねむ》っていると気が滞《とどこお》って循環《じゅんかん》しません。とくに食後、まだ消化していないのに、早く床にはいって寝てしまうと、食の気をふさいで大いに元気をそこないます。用心しなければなりません。酒はほろ酔《よ》いまでがよく、たけなわになるなかばでやめるのがよいのです。

食事は腹八分《はらはちぶ》にとどめ、腹いっぱいにしてはいけません。酒食《しゅしょく》ともに限度を定めて、節度《せつど》をこえてはなりません。また、若いときから色欲《しきよく》を慎《つつし》み、精気をむだづかいしてはいけません。精気《せいき》を多くつかうと、下のほうの気が弱くなり、元気の根本がたえてきて、かならず短命になります。もし、飲食や色欲を慎まなければ、毎日補薬を飲んでも、朝夕に栄養を補《おぎな》ってもなんの役にも立ちません。

また、風・寒・暑・湿の外邪《がいじゃ》をおそれ防《ふせ》いで、立居振舞《たちいふるま》いに節度をもって慎み、食後には歩いてからだを動かし、ときどき導引《どういん》をして、腰や腹をなでさすり、手足をよく動かす。そして運動をして血気《けっき》を循環《じゅんかん》させて飲食したものをよく消化させなければならないのです。同じところに長く座《すわ》っていてもいけません。これらはみな養生にとって大事なことです。

養生の道は、病にかかっていないときに慎むことです。病気になってから薬をつかったり、針《はり》や灸《きゅう》で病を攻《せ》めたりするのは養生の末です。養生の根本について努力しなければなりません。

養生の術は先《まず》心気を養ふべし。心を和《やわらか》にし、気を平《たい》らかにし、いかりと慾とを

補薬 精力を補うための薬。栄養剤のような補助薬。

導引《どういん》 中国道家の養生法・健康法。さまざまな身体の動きと呼吸法を組み合わせて行なう。

◆養生の根本は欲を制することにあるとしているが、だからといって、なにもせず、ぶらぶら遊び暮らすというものではない。養生においては、歩き、からだを動かすことが大事であるとしている。

おさへ、うれひ、思ひ、をすくなくし、心をくるしめず、気をそこなはず。是《これ》心気を養ふ要道なり。又、臥《ふ》す事をこのむべからず。久しく睡《ねむ》り臥《ふ》せば、気滞《とどこお》りてめぐらず。飲食いまだ消化せざるに、早く臥《ふ》しねぶれば、食気ふさがりて甚《はなはだ》元気をそこなふ。いましむべし。酒は微酔《びすい》にのみ、半酣《はんかん》をかぎりとすべし。食は半飽《はんぽう》に食ひて、十分にみつべからず。酒食ともに限《かぎり》を定めて、節にこゆべからず。又、わかき時より色慾をつゝしみ、精気を惜《おし》むべし。精気を多くつひやせば、下《げ》部《ぶ》の気よは《わ》くなり、元気の根本たへ《え》て必《かならず》命短かし。もし飲食色慾の慎《つつし》みなくば、日々補薬を服し、朝夕食補をなすとも、益なかるべし。又風寒暑湿の外邪《がいじゃ》をおそれふせぎ、起居動静《どうじょう》を節にし、つゝしみ、食後には歩行して身を動かし、時々導《どう》引《いん》して腰腹をなですり、手足をうごかし、労動して血気をめぐらし、飲食を消化せしむべし。一所に久しく安坐すべからず。是皆、養生の要なり。養生の道は、病《やまい》なき時つゝしむにあり。病発《おこ》りて後、薬を用ひ、針灸《しんきゅう》を以《もって》病をせむるは養生の末なり。本《もと》をつとむべし。

「忍」の一字を大切に守る

耳が音を聞き、目がものを見、口がものを飲食し、からだが色を好むというのは、人間のからだの各部が欲望《よくぼう》をもっているからです。これを嗜欲《しよく》といいます。嗜欲は、好きな欲のことです。そして欲とは、むさぼることです。飲食や色欲などを我慢《がまん》しないで、むさぼり好きなままにすると、節度《せつど》をこえて、からだを悪くし、礼儀にそむくことになるでしょう。すべての悪《あく》はみな欲を思うままにすることから起こるのです。耳・目・口・からだの欲をこらえて、好きかってにしないことが欲に勝つ道です。

さまざまな善は、みな欲をこらえて好きかってにしないことから起こるといえます。ですから、忍《しの》ぶことと 恣《ほしいまま》 にすることとは、善と悪との起こる根本となるのです。

それゆえ養生をしようとする人は、つねに意識して好きかってなことをしないで、欲をおさえて我慢することが肝心《かんじん》です。「恣《ほしいまま》」の一字をすてて、「忍《にん》」の一字を大切に守らなければなりません。

◆耳・目・口・からだの欲をほしいままにするのではなく、心の支配下におく。「忍」の一字が大切であると説く。

人の耳、目、口、体の見る事、きく事、飲食《のみく》ふ事、好色をこのむ事、各其このめる慾あり、これを嗜慾《しよく》と云《いう》。嗜慾とは、このめる慾なり。慾はむさぼる也。飲食色慾などをこらえ《へ》ずして、むさぼりてほしゐ《い》まゝにすれば、節に過て、身をそこなひ礼義にそむく。万《よろず》の悪は、皆、慾を恣《ほしいまま》にするよりおこる。耳目口体の慾を忍んで、ほしゐ《い》まゝにせざるは、慾にかつの道なり。もろ〳〵の善は、皆、慾をこらえ《へ》て、ほしゐ《い》まゝにせざるよりおこる。故に忍ぶと、恣《ほしいまま》にするとは、善と悪とのおこる本なり。養生の人は、こゝにおゐ《い》て、専《もつぱら》心を用ひて、恣《ほしいまま》なる事をおさえ《へ》て慾をこらゆ《ふ》るを要とすべし。恣《ほしいまま》の一字をさりて、忍《にん》の一字を守るべし。

養生に大切な一字「畏」

健康をたもち養生《ようじょう》するのに、忘れてはならない大切な一字があります。これを実践《じっせん》すれば生命を長くたもって、病気になることはありません。親には孝になり、君には忠になり、家をたもち、身をたもちます。なにを行なっても間違いは生じません。では、その一字とはなんでしょうか。
それは「畏《おそれる》」という字です。畏《おそ》れるということは、身を守る心の法なのです。すべてに注意して気ままにせず、過失《かしつ》のないようにし、いつも天道を畏れうやまい、慎《つつし》んでしたがい、人間の欲望を畏れ慎《つつし》んで我慢《がまん》することです。というのも、畏れることは、慎みに向かう出発点だからです。畏れると、慎みの心が生まれるのです。ですから、畏れがなければ、慎みもないわけです。
それゆえ朱子《しゅし》も晩年には、敬の字を分析して、敬は「畏」という字の意味に近いといったのです。

身をたもち生を養ふに、一字の至れる要訣《ようけつ》あり。是《これ》を行へば生命を長くたもちて病なし。おやに孝あり、君に忠あり、家をたもち、身をたもつ、行なふとしてよろしからざる事なし。其一字なんぞや。畏《おそるる》の字是《これ》なり。畏《おそ》るゝとは身を守る心法なり。事ごとに心を小にして気にまかせず、過《あやまち》なからん事を求め、つねに天道をおそれて、つゝしみしたがひ、人慾を畏《おそ》れてつゝしみ忍ぶにあり。是《これ》畏るゝは、慎しみにおもむく初《はじめ》なり。畏るれば、つゝしみ生ず。畏れざれば、つゝしみなし。故に朱子《しゅし》、晩年に、敬の字をときて曰《いわく》、敬は畏の字これに近し。

朱子《しゅし》 中国、南宋の思想家。本名は朱熹。いわゆる朱子学の祖。

養生を害する消耗と停滞

養生を害するものが二つあります。第一が元気をへらすことで、第二は元気を滞《とどこお》らせることです。飲食・色欲《しきよく》・運動がすぎれば、元気がなくなります。また、飲食・娯楽《ごらく》・睡眠《すいみん》もすぎれば、元気が滞ってしまいます。「消耗《しょうもう》」と「停滞《ていたい》」とは、みな元気をそこなうものなのです。

養生の害二あり。元気をへらす一なり。元気を滞《とどこお》らしむる二也。飲食、色慾、労動を過《すご》せば、元気やぶれてへる。飲食、安逸《あんいつ》、睡眠《すいみん》を過せば、滞りてふさがる。耗《へる》と滞《とどこお》ると、皆元気をそこなふ。

心はからだの主人

心はからだの主人です。この主人を静かに安らかにたもたなければなりません。からだは心の下僕《げぼく》のようなものです。動かしてはたらかせなければなりません。

◆何事もやりすぎれば、元気がなくなることを説いている。このことは、だれもが経験的に知っていることではないだろうか。

◆心は静かに、からだはよく動かすことを心がけよと説く。

心が静かで安らかであると、からだの主人である天君もまた豊かで、苦しみもなく楽しむことができます。からだを動かしてはたらけば、飲食したものは停滞《ていたい》せず、血気《けっき》の循環《じゅんかん》もよくなって病気になることがありません。

心は身の主也、しづかにして安からしむべし。身は心のやつこなり、うごかして労せしむべし。心やすくしづかなれば、天君ゆたかに、くるしみなくして楽しむ。身うごきて労すれば、飲食滞《とどこお》らず、血気めぐりて病なし。

薬と鍼灸をつかうのは下策

およそ薬と鍼灸《しんきゅう》をつかうのは、やむを得ない下策《げさく》といわなければなりません。飲食・色欲《しきよく》を慎《つつし》み、規則正しく寝起きして、よく養生《ようじょう》すれば病気にはかかりません。腹の中がつかえて食欲が少ない人も、朝夕に歩いてはからだを動かし、座《すわ》りつづけたり寝つづけたりしなければ、薬と鍼灸をつかうまでもなく、腹の中がつかえる心配はありません。これが上策《じょうさく》といえるでしょう。

◆むやみに薬を用いたり、鍼灸の施術をしたりすることを戒めている。薬・鍼灸には利害があり、やむをえないときでなければ用いてはならないとしている。

薬はことごとく気をかたよらせるものです。人参《にんじん》・黄芪《おうぎ》・白朮《びゃくじゅつ》・甘草《かんぞう》のような名薬でも、その病気にあわなければ害になります。まして、中級・下級の薬は、元気をそこなって他の病気をひき起こしてしまいます。鍼《はり》は、余分《よぶん》な気を除《のぞ》きますが、気の不足は補《おぎな》いません。病気にあわないと元気をへらしてしまいます。灸《きゅう》もその病気にあわないのにむやみにつかうと、元気をへらし、精力を発散させてしまいます。

薬と鍼灸にはこうした利害《りがい》があるのです。ですから、やむを得ないときでなければ、鍼・灸・薬はつかってはなりません。ただ、養生の術をたよりとするのです。

凡《およそ》薬と鍼灸《しんきゅう》を用《もちい》るは、やむ事を得ざる下策なり。飲食、色慾を慎しみ、起臥を時にして、養生をよくすれば病なし。腹中の痞満《ひまん》して食気つかゆ《ふ》る人も、朝夕歩行し身を労動して、久坐《きゅうざ》久臥《きゅうが》を禁ぜば、薬と針灸《しんきゅう》とを用ひずして、痞塞《ひさい》のうれひなかるべし。是《これ》上策とす。薬は皆気の偏なり。参芪朮甘《じんぎじゅつかん》の上薬といへども、其病に応ぜざれば害あり。況《いわんや》中下の薬は、元気を損じ他病を生ず。鍼《はり》は瀉《しゃ》ありて補《ほ》なし。病に応ぜざれば元気をへらす。灸《きゅう》もその病に応ぜざるに妄《みだり》に灸すれば、

人参《にんじん》・黄芪《おうぎ》・白朮《びゃくじゅつ》・甘草《かんぞう》 いずれも漢方薬の主要な薬種。人参は朝鮮人参のこと。黄芪はマメ科の植物。白朮はキク科の植物。甘草はマメ科の植物。

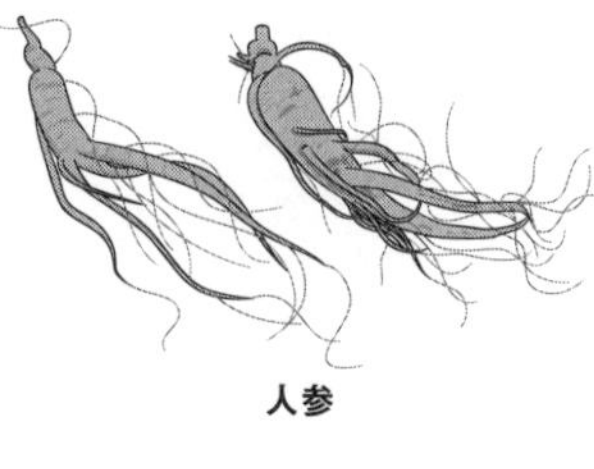
人参

元気をへらし気を上《のぼ》す。薬と針灸と、損益ある事かくのごとし。やむ事を得ざるに非《あら》ずんば、鍼、灸、薬を用ゆ《ふ》べからず。只、保生《ほせい》の術を頼むべし。

日々からだを動かすこと

日々、少しずつからだを動かして運動しましょう。長く楽な姿勢《しせい》で座《すわ》っていてはいけません。毎日、食後には、かならず庭のなかを数百歩静かに歩きましょう。雨の日には室内を何度もゆっくり歩きましょう。こうして毎朝毎晩運動すれば、鍼《はり》・灸《きゅう》をつかわなくても、飲食はすすみ気血《きけつ》の滞《とどこお》りがなくて病気にかかりません。鍼・灸をして熱《あつ》さや痛《いた》みの苦《くる》しさにたえるよりも、いまいったような運動をすれば、痛い思いをせずに楽に健康をたもつことができるのです。

身体は日々少づつ労動すべし。久しく安坐すべからず。毎日飯後《はんご》に、必ず庭圃《ていほ》の内《うち》数百足しづかに歩行すべし。雨中には室屋《しつおく》の内を、幾度も徐行《じょこう》すべし。如レ此日々朝晩運動すれば、針灸《しんきゅう》を用ひずして、飲食気血の滞《とどこおり》なくして病なし。針灸

◆くり返しからだを動かすこと、運動することが大切であると説いている。日々の運動によって健康をたもつことができると強調している。

をして熱痛甚《はなはだ》しき身の苦しみをこらえ《へ》んより、かくの如くせば痛《いたみ》なくして安楽なるべし。

人間のからだは百年が期限

人間のからだは百年をもって期限とします。上寿《じょうじゅ》というのは百歳、中寿というのは八十歳、下寿というのは六十歳です。六十歳以上の人は長生きです。世間《せけん》の人々をみると、下寿の六十歳をたもつ人は少なく、五十以下の短命の人が多いものです。ですから「人生七十古来《こらい》まれなり」といわれているのはうそではありません。

長命する人は少ないものです。五十になっていれば不夭《ふよう》といって、若死《わかじ》にではありません。人の命というものは、どうしてこのように短いのでしょうか。それは、みな養生《ようじょう》の術《じゅつ》がないからです。短命の人は、生まれつきそうであるわけではありません。十人のうち九人までは、みな、みずからの不養生でからだを害《がい》しています。ですから、人はみな養生の術を心得なければならないのです。

◆百歳を最上とし、六十歳以上を長寿としている。

人生七十古来《こらい》まれなり 唐の詩人杜甫の詩・曲江詩。七十歳まで長生きする者はむかしからきわめてまれであることをいったもの。

人の身は百年を以て期《ご》とす。上寿《じょうじゅ》は百歳、中寿は八十、下寿《か》は六十なり。六十以上は長生なり。世上の人を見るに、下寿をたもつ人すくなく、五十以下短命なる人多し。人生七十古来まれなり、といへるは、虚語《きょご》にあらず。長命なる人すくなし。五十なれば不夭《ふよう》と云《いい》て、わか死《しに》にあらず。人の命なんぞ如レ此みじかきや。是、皆、養生の術なければなり。短命なるは生れ付《つき》て短きにはあらず。十人に九人は皆みづからそこなへるなり。こゝを以《もつて》、人皆養生の術なくんばあるべからず。

長生きすれば益が多い

人生も五十歳くらいにならないと血気《けっき》がまだ安定せず、知恵も出ないし、むかしからいままでの歴史にもうとく、社会の変化にもなれていません。言葉にも間違いが多く、行ないに後悔《こうかい》することもしばしばあります。人生の道理も楽しみも知りません。

五十歳にならないで死ぬことを夭《よう》といいます。これを不幸な短命といわなければなりません。長生きすれば、楽しみが多く、それだけ益が多いものです。日々にこれまで知らなかったことを知り、月々にいままでできなかったことができるようになります。ですから、学問がすすんだり、知識がひらけたりするのは、長生きしなければできないのです。

このようなわけですから、養生《ようじょう》の術《じゅつ》を実践《じっせん》し、なんとしてでも年をたもって五十歳をこえ、できればもっと長生きをし、六十歳以上の寿《じゅ》の域に入っていくべきでしょう。むかしの人は長生きの術があるといっていました。また、「人の命は我にあり、天にあらず」ともいっていました。ですから、この術をやろうと深く志《こころざ》せば、長生きは人の力でどうにでもできるのです。それをうたがってはなりません。ただ、気が荒《あら》く、欲ばりで我慢《がまん》せず、慎《つつし》みのない人は、長生きすることはできません。

人生五十にいたらざれば、血気いまだ定らず。知恵《ちえ》いまだ開けず、古今にうとくして、世変になれず。言あやまり多く、行悔《おこないくい》多し。人生の理《ことわり》も楽《たのしみ》もいまだしらず。五十にいたらずして死するを夭《わかじに》と云《いう》。是亦《これまた》、不幸短命と云《いう》べし。長生すれば、楽《たのしみ》多く益多し。日々にいまだ知らざる事をしり、月々にいまだ能《よく》せざる

事をよくす。この故に学問の長進する事も、知識の明達なる事も、長生《ながいき》せざれば得がたし。こゝを以《もつて》養生の術を行なひ、いかにもして天年をたもち、五十歳をこえ、成《なる》べきほどは弥《いよいよ》長生して、六十以上の寿域《じゆいき》に登るべし。古人長生の術ある事をいへり。又、人の命は我にあり、天にあらず、ともいへれば、此術に志《こころざし》だにふかくば、長生をたもつ事、人力を以《もつて》いかにもなし得《う》べき理あり。うたがふべからず。只《ただ》気あらくして、慾をほしゐ《い》まゝにして、こらえ《へ》ず、慎《つつしみ》なき人は、長生を得《う》べからず。

元気をたもつことが根本

養生《ようじょう》の道は、元気をたもつことが根本です。元気をたもつ道は二つあります。まず元気を害するものをとり去《さ》ること。もう一つが元気を養うことです。元気を害するものは、内欲《ないよく》と外邪《がいじゃ》です。すでに元気を害するものをとり去ってしまったら、つぎは飲食と立居振舞《たちいふるま》いに注意して、元気を養うことです。

たとえていえば、田をつくるようなものです。苗を害する莠《はぐさ》をとり去ったあ

莠《はぐさ》
水稗《みずびえ》の古名。各地の水田や湿地などに生える雑草。

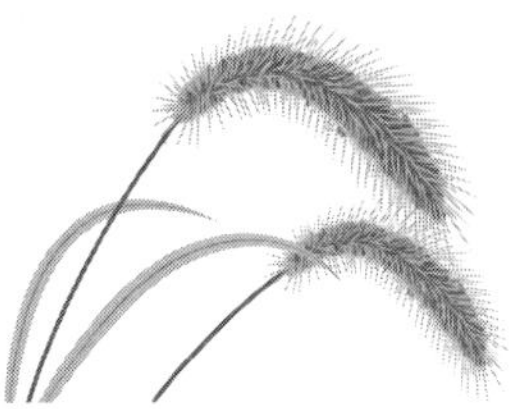

とに、苗に水をそそぎ込み、肥料をやって養います。養生もまたこれと同じです。まず害をとり除《のぞ》いたあとに、よく養うことです。

たとえば、悪をとり去ってから善を行なうようなものです。気をそこなうことなく、養うことを多くする、これが養生の要点です。心して実践《じっせん》しましょう。

生を養ふ道は、元気を保《たも》つを本《もと》とす。元気をたもつ道二あり。まづ元気を害する物を去《さ》り、又、元気を養ふべし。元気を害する物は内慾と外邪となり。すでに元気を害するものをさらば、飲食動静に心を用《もちい》て、元気を養ふべし。たとへば、田をつくるが如し。まづ苗《なえ》を害する莠《はぐさ》を去《さつ》て後《のち》、苗《なえ》に水をそゝぎ、肥をして養ふ。養生も亦かくの如し。まづ害を去《さつ》て後、よく養ふべし。たとへば悪を去《さつ》て善を行ふがごとくなるべし。気をそこなふ事なくして、養ふ事を多くす。是《これ》養生の要なり。つとめ行なふべし。

人間には三楽あり

人間には楽しみが三つあります。第一は道を行ない、心得ちがいをせず、善を楽しむことです。第二はからだに病気がなく、気持ちよく楽しむことです。第三は長生きして、長くひさしく楽しむことです。

いくら富貴《ふうき》であっても、この三つの楽しみがなければ、ほんとうの楽しみは得られません。ですから、富貴はこの三楽《さんらく》に入っていないのです。もし心に善を楽しまず、また養生の道を知らないで、からだに病《やまい》が多くて短命となる人は、この三楽を得ることはできません。

人として生まれたからには、この三楽を得る工夫がなくてはなりません。この三楽がなければ、どのように富貴であってもなにもならないのです。

およそ人の楽しむべき事三あり。一には身に道を行ひ、ひが事なくして善を楽しむにあり。二には身に病なくして、快《こころよ》く楽むにあり。三には命ながくして、久しくたのしむにあり。富貴にしても此三の楽なければ、真《まこと》の楽なし。故に富貴は此三楽の内にあらず。もし心に善を楽まず、又、養生の道をしらずして、身に病

◆富貴であっても、つまりどんなに金持ちで地位・身分が高くても、健康でなければ意味がない。何度もくり返し述べていることである。いつの時代にあってもいえることであろう。

多く、其《その》はては短命なる人は、此三楽を得《え》ず。人となりて此三楽を得る計《はかりごと》なくんばあるべからず。此三楽なくんば、いかなる大富貴をきはむとも、益なかるべし。

人の命はきわめて貴重

天地の年齢は、邵堯夫《しょうぎょうふ》の説によれば、十二万九千六百年を一元《いちげん》といい、現在はすでにその半分をすぎたそうです。とすれば、まえに六万年あり、あとに六万年あることになります。人間は万物の霊長です。人と天と地とをならべて三才《さい》と称していますが、人の命は百年にもおよびません。

天地の長い命にくらべると、千分の一にもたりません。天は長く地は久しいのに、人の命はなぜこうも短いのでしょう。そう思うと、おのずから悲しくなり涙《なみだ》がこぼれてきます。こうした短い命をもちながら、養生《ようじょう》の道を行なわず、短い天命をいよいよ短くするというのはどうしたことでしょうか。人の命はきわめて貴《き》重《ちょう》です。かりにも道にそむいて短くすることがあってはならないのです。

邵堯夫《しょうぎょうふ》 中国、宋代の学者。邵康節ともいう。

天地のよはひは、邵堯夫《しょうぎょうふ》の説に、十二万九千六百年を一元《いちげん》とし、今の世はすでに其半《なかば》に過たりとなん。前に六万年あり。後に六万年あり。人は万物の霊《れい》なり。天地とならび立《たち》て、三才と称すれども、人の命は百年にもみたず。天地の命長きにくらぶるに、千分の一にもたらず。天長く地久《ひさし》きを思ひ、人の命のみじかきをおもへば、ひとり愴然《そうぜん》としてなんだ下れり。かゝるみじかき命を持《もち》ながら、養生の道を行はずして、みじかき天年を弥《いよいよ》みじかくするはなんぞや。人の命は至りて重し。道にそむきて短くすべからず。

努めるべきことをよく努めること

養生《ようじょう》の術《じゅつ》においては、努力するべきことをよく努力して、からだを動かし、気をめぐらすことが大事なのです。努力するべきことを努力しないで、寝ることを好み、からだを休めて、怠《なま》けて動かないのは、はなはだ養生に害となります。長く楽な姿勢《しせい》で座《すわ》り、からだを動かさないと、元気が循環《じゅんかん》しないで、食欲がなくなり病気になります。とくに寝ることを好み、眠《ねむ》りが多いのはよくありませ

◆なまけず、家業・仕事にはげみ、からだを動かすことが、養生の道であると説く。

ん。食後には、かならず数百歩を歩いて気をめぐらし、食べたものを消化させることです。すぐに横になって眠ってはいけません。

父母によく仕《つか》えて力をつくし、君主に仕えて忠実《ちゅうじつ》に勤《つと》めるのです。朝は早く起き、夜はおそく寝て、四民それぞれ自分の家業をよく勤めて怠けてはなりません。

武士たるものは、幼《おさな》いときから書を読み、手習《てなら》いをし、礼楽《れいがく》を学び、弓を射《い》、馬に乗り、武芸を習ってからだを動かすべきです。

農・工・商の人は、各自それぞれの家業《かぎょう》を怠けないで、朝となく夜となく努力しなければなりません。婦女は家のなかにて、気が停滞《ていたい》しやすく、そのために病気にかかりやすいので、仕事に努めからだを動かすとよいでしょう。

富貴の家に生まれた娘でも、親・姑《しゅうと》・夫によく仕えて世話《せわ》をし、織物を織《お》り、針仕事を行ない、糸をつむぎ、料理をすることを、すべて自分の職分《しょくぶん》と心得て、また子どもをよく育てて、つねに同じところにじっと座っていてはいけません。

畏《おそ》れ多くも天照皇大神《あまてらすおおみかみ》は、ご自分で神の服を織られたし、その御妹の稚日女尊《わかひるめのみこと》も、斎機殿《いみはたどの》において、神の服を織られたことが『日本書紀』にも書いてあります。ですから、いまの婦人たちもこうした女性の仕事に努めなければならないのです。

礼楽《れいがく》
礼節と音楽。

斎機殿《いみはたどの》
神の御衣を織る神聖な機織りの殿舎。

『日本書紀』
日本最初の勅撰の歴史書。

四民ともども家業にはげむことは、みなこれ養生《ようじょう》の道です。努めなければならないことを努めず、長い時間にわたって楽な姿勢で座り、そして横になって眠りたがるのは、養生にとって大いに害となることです。このようになれば、病が多く短命となります。警戒《けいかい》しましょう。

養生の術は、つとむべき事をよくつとめて、身をうごかし、気をめぐらすをよしとす。つとむべき事をつとめずして、臥《ふ》す事をこのみ、身をやすめ、おこたりて動かさゞるは、甚《はなはだ》養生に害あり。久しく安坐し、身をうごかさゞれば、元気めぐらず、食気とゞこほりて、病おこる。ことにふす事をこのみ、ねぶり多きをいむ。食後には必《かならず》数百歩歩行して、気をめぐらし、食を消すべし。ねぶりふすべからず。父母につかへて力をつくし、君につかへてまめやかにつとめ、朝は早くおき、夕はおそくいね、四民ともに我が家事をよくつとめておこたらず。士《さぶらい》となれる人は、いとけなき時より書をよみ、手を習ひ、礼楽《れいがく》をまなび、弓を射《い》、馬にのり、武芸をならひて身をうごかすべし。農工商《のうこうしょう》は、各其家のことわざをおこたらずして、朝夕よくつとむべし。婦女はことに内に居て、気鬱滞《うったい》しやすく、病生じやすければ、わざをつとめて、身を労動すべし。富貴の女《むすめ》も、おや、しうと、夫《おつと》によくつかへてやしなひ、おりぬひ、うみつむぎ、食品をよく調《ととのえ》るを以《もつて》、職分として、子をよくそだて、つねに安坐すべからず。かけまくもかたじけなき天照皇大神も、みづから神の御服《みぞ》をおらせたまひ、其御妹稚日女尊《わかひるめのみこと》も、斎機殿《いみはたどの》にまし〳〵て、神の御服《みぞ》をおらせ給ふ事、日本紀に見えたれば、今の婦女も皆かゝる女のわざをつとむべき事にこそ侍《は》べれ。四民ともに家業をよくつとむるは、皆是《これ》養生の道なり。つとむべき事をつとめず、久しく安坐し、ねぶり臥す事をこのむ。是《これ》大に養生に害あり。かくの如くなれば、病おほくして短命なり。戒むべし。

養生の術を習得すること

人には、なすべき業《わざ》（仕事）が多くあります。その業をみがく道を術《じゅつ》といいます。すべての業には、それぞれ習熟《しゅうじゅく》するべき術《じゅつ》があります。その術を知らなければ、業をなし遂《と》げることはできません。

とるに足らない小さないやしい芸能であっても、その術を学ばなければ、なにもできません。たとえば、蓑《みの》をつくったり、傘《かさ》をはったりすることなどは、とて

◆何事を行なうにも、その術を学ばなければならない。どんな小さな業であっても術を習わなければできない。養生においても同じであるという。養生の術を習得しなければ健康をたもち長生きすることはできないと説く。

もたやすい小さな業ですが、それでもその術を習《なら》わないとつくれないものです。まして人間のからだは天地とともに三才といわれますが、この貴重なからだを養って、命をたもって長生きをするのは、きわめて大事なことです。命をたもち長生きするためには、その術がなくてはなりません。その術を学ばずして、そのことを習わずして、どうして長生きができるでしょうか。

いやしい小芸でもかならず師をもとめ教えを受けて、その術を学びます。なぜなら、技芸の才能があったとしても、その術を学ばなければできないからです。人のからだはきわめて貴重ですから、これを養いたもつのは、いたって大切な術なのです。なのに、師もなく、教えもなく、学ぶことなく、習いもしません。つまり養生の術を知らないで、自分の心の欲望《よくぼう》にまかせて、どうして養生の道を得て、生まれついた天寿《てんじゅ》をたもてましょう。ですから、養生をして長生きをしようと思うなら、養生の術を習わなければならないのです。

養生の術というのは大いなる道であって、小芸ではありません。心してその術を学ばなければ、その道に達するのは困難《こんなん》でしょう。もし、その術を知っている人から習得することができれば、それは千金《せんきん》にもかえられないといえるでしょう。

天地・父母から受けた、たいへん大切なからだをもちながら、これをたもつ方法を知らないで、かってに身をもちくずして大病となり、からだを失って早死にすることは、なんと愚《おろ》かなことでしょう。天地・父母に対して大いなる不幸というべきです。

人は病気なく健康で長生きをしてこそ、人間としての楽しみを多く味わうことができます。病気が多く短命であっては、いかに富貴《ふうき》をきわめたところでどうにもなりません。貧しく長生きするよりもおとっているのです。

私の郷里の若者たちをみると、養生の術を知らないで、放蕩《ほうとう》して短命な人が多くいます。また、私のいる村の老人の多くは、養生の道を知らず多病に苦しみ、元気もおとろえて早く耄碌《もうろく》してしまいます。こんなことでは、たとえ百年生きても、楽しみがなく、苦しみが多いだけです。長生きの意味がありません。ただ、生きているばかりでは寿というわけにはいかないのです。

人の身のわざ多し。その事をつとむるみちを術《じゅつ》と云《いう》。万《よろず》のわざつとめならふべき術あり。其術をしらざれば、其事をなしがたし。其内いたりて小にて、いやしき芸能も、皆其術をまなばず、其わざをならはざれば、其事をなし得がたし。たとへば蓑《みの》をつくり、笠をはるは至りてやすく、いやしき小なるわざ也といへども、

寿
長生き。

其術をならはざれば、つくりがたし。いはんや、人の身は天地とならんで三才とす。かく貴とき身を養ひ、いのちをたもつて長生するは、至りて大事なり。其術なくんばあるべからず。其事をならはずしては、などかなし得んや。然るにいやしき小芸には必《かならず》師をもとめ、おしへ《を》をうけて、その術をならふ。いかんとなれば、その器用《きよう》あれどもその術をまなばずしては、なしがたければなり。人の身はいたりて貴とく、是《これ》をやしなひてたもつは、至りて大なる術なるを、師なく、教《おしえ》なく、学ばず、習はず、これを養ふ術をしらで、わが心の慾にまかせば、豈《あに》其道を得て生れ付《つき》たる天年をよくたもたんや。故に生を養なひ、命をたもたんと思はゞ、其術を習はずんばあるべからず。夫《それ》養生の術、そくばくの大道にして、小芸にあらず。心にかけて、其術をつとめまなばずんば、其道を得《う》べからず。其術をしれる人ありて習得《ならい》ば、千金にも替《かえ》がたし。天地父母よりうけたる、いたりておもき身をもちて、これをたもつ道をしらで、みだりに身をもちて大病をうけ、身を失なひ、世をみじかくする事、いたりて愚《おろか》なるかな。天地父母に対し大不孝と云《いう》べし。其上、病なく命ながくしてこそ、人となれる楽《たのしみ》おほかるべけれ。病多く命みじかくしては、大富貴をきはめても用なし。貧賤《ひんせん》にして命ながきにおとれり。わが郷里の年若き人を見るに、養生の術をしらで、放蕩《ほうとう》にして短命なる人多し。又、わが里の老人を多く見るに、養生の道なくして多病にくるしみ、元気おとろへて、はやく老耄《ろうもう》す。如《かくのごとく》レ此にては、たとひ百年のよはひをたもつとも、楽《たのしみ》なくして苦《くる》し多し。長生も益なし。いけるばかりを思ひでにすともいひがたし。

流れている水は腐らない

ある人はこういいます。

養生《ようじょう》の術《じゅつ》というのは、隠居《いんきょ》した老人や、若くても世間からはなれてのんきにのうのうとしている人にはよいかもしれない。だが、武士として主君や親に仕《つか》え忠孝にはげみ、武芸を習ってからだを動かしているものや、農・工・商を家業として昼夜《ちゅうや》はたらいて暇《ひま》のないものには、養生などできないだろう。こうした人が、養生の術ばかりに心がけていては、からだはなまってやわらかになり、その業《わざ》がさえず、ものの役に立たなくなってしまう、と。

しかし、これは養生の術を知らない人のもつ疑問《ぎもん》で、無理《むり》もないことです。養

◆心は静かに、からだは動かす。仕事にはげみ、つねにからだを動かすことが、「流れている水は腐らない」ように、長く命をたもつことになるのだという。

生の術は、そうしたのんきにのうのうとばかりしていることではありません。心を静かにしてからだを動かすことにあるのです。からだをのんきにさせると、かえって元気が停滞《ていたい》して病気になってしまいます。ちょうど流れている水は腐《くさ》らず、戸枢《こすう》は朽《く》ちないようなものです。たえず動くものは長くたもち、動かないものは命が短いものです。ですから、四民ともにそれぞれの仕事に努めるのがよいのです。なにもせずに遊びくらしてはなりません。これが養生の術というものです。

或人の曰《いわく》、養生の術、隠居せし老人、又年わかくしても世をのがれて、安閑《あんかん》無事なる人は宜しかるべし。士《さむらい》として君父につかへて忠孝をつとめ、武芸をならひて身をはたらかし、農工商の夜昼家業《かぎょう》をつとめていとまなく、身閑《ひま》ならざる者は養生成《なり》がたかるべし。かゝる人、もし養生の術をもつぱら行はゞ、其身やはらかに、其わざゆるやかにして、事の用にたつべからずと云《いう》。是《これ》養生の術をしらざる人のうたがひ、むべなるかな。養生の術は、安閑無事なるを専《もつぱら》とせず。心を静にし、身をうごかすをよしとす。身を安閑にするは、かへつて元気とゞこほり、ふさがりて病を生ず。たとへば、流水はくさらず、戸枢《こすう》はくちざるが如し。是《これ》うごく者は長久なり、うごかざる物はかへつて命みじかし。是《これ》を以《もつて》、四民ともに事を

戸枢《こすう》　戸が回転する軸。

よくつとむべし。安逸《あんいつ》なるべからず。是《これ》すなはち養生の術なり。

常のとき、変のとき

さらにつぎのような異論《いろん》をとなえる人もいるでしょう。

養生《ようじょう》を好む人は、ひたすら自分のからだを大事にするばかりで、命をたもつことばかり考えている。だが、君子《くんし》は義《ぎ》を重んじる。だから義にあっては自分の身《しん》命《めい》を惜《お》しまないものだ。義のためには危険をかえりみず命をささげ、危難《きなん》にのぞんでは礼節《れいせつ》のために死ぬ。もし自分のからだばかりを大切に思い、わずかな髪《かみ》や皮膚《ひふ》でさえ傷《きず》つけないようにしていては、大事なところで命を惜しんで、義を失うのではないか、というようにです。それについてはこう答えましょう。

およそ事には「常《つね》」と「変《へん》」とがあります。常のときには常を行ない、変にのぞめば変を行なえばよいのです。そのとき、そのときで義にしたがえばよいのです。平常、事なきときにからだを大切にして命をたもつのは、「常」に対応する道です。大事なところで命をすててかえりみないのは、「変」に対応する義の行

義《ぎ》
他人に対して守るべき正しいありようのこと。

ないです。「常」に対応する道と、「変」に対応する義とが、同じではないことを心得ておけば、こうしたうたがいも起きないでしょう。

君子の道は時宜《じぎ》にかない、事変に対応するのがよいのです。たとえば、夏には薄《うす》いひとえものを着て、冬には厚い着物をかさねて着るようなものです。いつも同じだとして、同じやりかたにこだわってはなりません。

とくに常のときにからだを養って頑健《がんけん》にしておくことです。そうしないと、大事なところではげしく戦って命をすてることが、からだが弱くてできません。常のときによく気を養っておけば、変にあたって勇気を出すことができるでしょう。

或人うたがひて曰《いわく》、養生をこのむ人は、ひとゑ《へ》にわが身をおもんじて、命をたもつを専《もつぱら》にす。されども君子は義をおもしとす。故に義にあたりては、身をすて命をお《を》しまず、危《あやうき》を見ては命をさづけ、難にのぞんでは節に死す。もしわが身をひとへにおもんじて、少なる髪膚《かみはだえ》まで、そこなひやぶらざらんとせば、大節にのぞんで命をお《を》しみ、義をうしなふべしと云《いう》。答《こたえ》て曰《いわく》、およその事、常《つね》あり、変《へん》あり。常に居《い》ては常を行なひ、変にのぞみては変を行なふ。其時にあたりて義にしたがふべし。無事の時、身をおもんじて命をたもつは、常に居るの道なり。

◆「常」、平常のときにはからだをよく養っておくこと。そうすることが、「変」、いざ命を惜しまず戦うときに役立つのだという。

大節にのぞんで、命をすてゝかへり見ざるは、変におる《を》の義なり。常におる《を》の道と、変に居るの義と、同じからざる事をわきまへば、此うたがひなかるべし。君子の道は時宜《じぎ》にかなひ、事変に随《したが》ふをよしとす。たとへば、夏はかたびらを着《き》、冬はかさねぎするが如し。一時をつねとして、一偏にかゝはるべからず。殊に常の時、身を養ひて、堅固にたもたずんば、大節にのぞんでつよく、戦ひをはげみて命をすつる事、身よはく《わ》しては成《なり》がたかるべし。故に常の時よく気を養なはゞ、変にのぞんで勇あるべし。

睡眠の欲をこらえる

むかしの人は三欲を我慢《がまん》せよ、といっています。三欲というのは、飲食の欲、好色の欲、睡眠の欲の三つです。飲食を制限《せいげん》し、色欲を慎《つつし》み、睡眠を少なくすることは、みな欲をこらえることです。

飲食と色欲を慎むことはよく知られています。ですが、睡眠の欲をこらえて眠りを少なくすることが養生の道であることは、意外と知られていません。睡眠を少なくすると、病気にかからなくなるのは、元気がよく循環《じゅんかん》するからです。睡眠が多いと、元気が循環せず病気となります。夜おそくなって床について寝るのがよいのです。昼間に寝るのはもっとも害になります。日が暮れて間もなく寝ると食の気が滞《とどこお》って害になります。とくに朝夕において飲食がまだ消化しないで、元気がまだめぐらないうちに早く寝ると、飲食が停滞《ていたい》して元気をそこないます。

むかしの人が睡眠の欲を飲食と色欲とともに三欲としているのはもっともなことです。なまけて寝ることを好むくせがつくと、睡眠が多くなってこらえられなくなります。睡眠をこらえられないこともまた、飲食や色欲と同じです。最初から強くこらえないとたえられません。睡眠を少なくしようと努《つと》めれば、習慣になって自然と睡眠が少なくなるものです。日ごろから睡眠を少なくする習慣を身につけることが大切でしょう。

いにしへの人、三慾を忍ぶ事をいへり。三慾とは、飲食《いんしょく》の欲、色の欲、睡《ねぶり》の欲なり。飲食を節にし、色慾をつゝしみ、睡をすくなくするは、皆慾をこらゆる《ふ》なり。飲食、色慾をつゝしむ事は人しれり。只《ただ》睡の慾をこらえて《へ》、いぬる事をすくなくするが養生の道なる事は人しらず。ねぶりをすくなくすれば、無病になる

は、元気めぐりやすきが故也。ねぶり多ければ、元気めぐらずして病となる。夜ふけて臥《ふ》しねぶるはよし、昼いぬるは尤《もつとも》害《がい》あり。宵《よい》にはやくいぬれば、食気とゞこほりて害あり。ことに朝夕飲食のいまだ消化せず、其気いまだめぐらざるに、早くいぬれば、飲食とどこほりて、元気をそこなふ。古人睡慾を以《もつて》、飲食、色慾にならべて三慾とする事、むべなるかな。おこたりて、ねぶりを好めば、くせになりて、睡多くして、こらえ《へ》がたし。ねぶりこらえ《へ》がたき事も、又、飲食色慾と同じ。初は、つよくこらえ《へ》ざれば、ふせぎがたし。つとめてねぶりをすくなくし、ならひてなれぬれば、おのづから、ねぶりすくなし。ならひて睡をすくなくすべし。

言葉を慎むことも養生の道

言葉を慎《つつし》み、無用な言葉は口にせず、口数を少なくしましょう。口数が多いと、かならず気がへり、また気がのぼせてしまいます。その結果、大いに元気をそこないます。言葉を慎むのも、徳を養い、からだを養う道なのです。

◆言葉を慎むことが大事なのは、養生の道にかぎらない。さまざまな場面でいえることであろう。

言語をつゝしみて、無用の言をはぶき、言《ことば》をすくなくすべし。多く言語《げんぎょ》すれば、必《かならず》気へりて、又、気のぼる。甚《はなはだ》元気をそこなふ。言語をつゝしむも、亦、徳をやしなひ、身をやしなふ道なり。

ほんの少しの欲をこらえること

いにしえの言葉にこうあります。

「莫大《ばくだい》の禍《わざわい》は、須臾《しゅゆ》の忍ばざるに起こる」

須臾とは、ちょっとの間のことです。大きな禍は、ちょっとの間、すこしの欲をこらえないから起こります。酒食《しゅしょく》・色欲《しきよく》など、ちょっとの間、わずかな欲をこらえないために大病となり、一生の不幸となるのです。一杯の酒や椀《わん》半分の食をこらえないために病気になることもあります。わずかな欲をほしいままにすれば、それによって傷《きず》つくことは大きいのです。

たとえば、蛍火《ほたるび》ほどの火が家についても、さかんに燃えひろがって大きな禍と

莫大《ばくだい》の禍《わざわい》は〜　大きな禍は、少しの間、我慢しなかったために起こる。

◆わずかな欲が大病をひき起こす。小さなことが大きなわざわいをまねくと説く。何事も小さなことを甘く見てはならないのである。

なるようなものです。

いにしえの言葉にこうもあります。

「犯《おか》す時には微《すこし》にして秋毫《しゅうごう》の如し、病をなしては重き事、泰山《たいざん》の如し」

この言葉はまことにうまくいったものです。およそ小さなことが大きな不幸になることが多いものです。小さな過失《かしつ》から大きな不幸となるのは、病気の常《つね》です。慎《つつし》まなければなりません。

日ごろから右にあげた二つの言葉を心にかけて忘れないようにしましょう。

古語曰《ニいわく》、莫大《ばくだい》之禍《わざわい》は起《オコル》二于須臾《シユユノ》不《ルニ》レ忍《ヒ》。須臾《シユユ》とはしばしの間を云《いう》。大なる禍は、しばしの間、慾をこらへ《へ》ざるよりおこる。酒食色慾など、しばしの間、少《すこし》の慾をこらへ《へ》ずして大病となり、一生の災《わざわい》となる。一盃の酒、半椀の食をこらへ《へ》ずして、病となる事あり。欲をほしゐ《い》まゝにする事少なれども、やぶらるゝ事は大なり。たとへば、螢火《ほたるび》程の火、家につきても、さかんに成《なり》て、大なる禍となるがごとし。

古語曰《ニいわく》、犯《ヲカス》時《ハ》微《ニシテ》若《シ》二秋毫《ガウノ》一、成《ス》レ病《ヲ》重《キコト》泰山のごとし。凡《およそ》小の事、大なる災《わざわい》となる事多し。小なる過《あやまち》より大なるわざはひとなるは、病

犯《おか》す時〜 おかされるとき、最初はきわめて小さく秋毫のようでも、それが病気となり、その病気の重さは泰山のようである。

秋毫《しゅうごう》 秋に抜け替わった、獣のきわめて細い毛の意から、きわめてわずかなこと。

のならひせ。慎しまざるべけんや。常に右の二語を、心にかけてわするべからず。

命の長さは慎むかどうか

養生の道にしたがわなければ、生まれつき強くて、若く元気旺盛《おうせい》な人も、天寿《てんじゅ》をまっとうせずに早世《そうせい》することが多いものです。これは天からの禍《わざわい》ではなく、自分がまねいた禍です。天寿とはいえません。強い人は、強いということにたよって生活を慎《つつし》まないので、弱い人よりかえって早く世を去るのです。

これに対して、体力はなく、飲食は少なく、いつも病気がちで短命であろうと思われる人が、かえって長生きをすることが多くあります。これは弱いことをおそれて生活を慎むからです。

こうしてみると、命が長いか短いかは、からだが強いか弱いかによるのではなく、生活を慎むか慎まないかによるのです。白楽天《はくらくてん》の言葉にこうあります。

「福《さいわい》と禍《わざわい》とは、慎むと慎まざるにあり」

まさにそのとおりでしょう。

◆41頁（人間の生まれつきの寿命は長い）等でも同様のことを述べている。病気がちな人は、短い命だと思って、生活を慎むから長生きをする。一方、からだが強いと思っている人は、健康のことを考えず、不規則で乱暴な生活をするから、早死にをする。慎むかどうか、これは何事にも通じる大事なことであろう。

白楽天《はくらくてん》 白居易。中国、唐の著名な詩人。

養生の道なければ、生れ付《つき》つよく、わかく、さかんなる人も、天年をたもたずして早世する人多し。是《これ》天のなせる禍《わざわい》にあらず、みづからなせる禍也。天年とは云《いい》がたし。つよき人は、つよきをたのみてつゝしまざる故に、よは《わ》き人よりかへつて早く死す。又、体気よは《わ》く、飲食すくなく、常に病多くして、短命ならんと思ふ人、かへつて長生する人多し。是《これ》よは《わ》きをおそれて、つゝしむによれり。この故に命の長短は身の強弱によらず、慎《つつしむ》と不レ慎《つつしまざる》とによれり。白楽天が語に、福《さいわい》と禍《わざわい》とは、慎《つつしむ》と慎しまざるにあり、といへるが如し。

無病長生は自分の内にある

世のなかには、財産や地位、収入ばかりをほしがって、人にへつらったり、神仏に祈ったりする人が多くいます。が、そんなことをしても効果はありません。無病長生を願って養生《ようじょう》をし、健康をたもとうとする人は稀《まれ》です。財産や地位、収入は外にあるものです。もとめたところで天命がなければ手に入りません。

無病長生は、自分の内にあります。もとめれば手に入りやすいものです。もとめても手に入りにくいものをもとめて、手に入りやすいものをもとめないというのはどういうことでしょうか。愚《おろ》かなことです。たとえ財産・収入を手に入れることができても、病《やまい》多く短命であってはなんにもなりません。

世に富貴財禄《ふうきざいろく》をむさぼりて、人にへつらひ、仏神にいのり求むる人多し。されども、其しるしなし。無病長生を求めて、養生をつゝしみ、身をたもたんとする人はまれなり。富貴財禄は外にあり。求めても天命なければ得がたし。無病長生は我にあり、もとむれば得やすし。得がたき事を求めて、得やすき事を求めざるはなんぞや。愚なるかな。たとひ財禄を求め得ても、多病にして短命なれば、用なし。

主体性をもつこと

養生《ようじょう》を志《こころざ》す人は、心にいつも主体性《しゅたいせい》をもっていなければなりません。主体性があると、思慮分別《しりょふんべつ》して是非《ぜひ》を判断することができ、怒《いか》りをおさえ、欲を我慢《がまん》して、間違いが少ないものです。一方、心に主体性がないと、思慮が浅く、怒りや欲をこらえることができず、好きかってなことをして間違いが多くなるものです。

養生に志あらん人は、心につねに主あるべし。主あれば、思慮して是非をわきまへ、忿《いかり》をおさえ《へ》、慾をふさぎて、あやまりすくなし。心に主なければ、思慮なくして忿《いかり》と慾《よく》をこらえ《へ》ず、ほしゐ《い》まゝにしてあやまり多し。

はじめの我慢が肝心

何事でも、一時的に快《こころよ》いことは、かならずあとで禍《わざわい》になるものです。酒食を好きなだけとれば、そのときは快いですが、やがて病気になるようなものです。はじめに我慢《がまん》すると、あとでかならず喜びになります。

灸《きゅう》の治療《ちりょう》は熱いものですが、これにたえればあとで病気にならないようなものです。杜牧《とぼく》の詩に「忍《にん》過ぎて喜びに堪《た》えたり」とありますが、これは欲をこらえとおして、あとは喜びになるという意味なのです。

◆養生するにも主体性をもって行わなければならないとしている。養生は、自らの意志で、自ら実践していかなければならないものなのだろう。

◆「楽あれば苦あり、苦あれば楽あり」。一時的には苦痛であっても、それがあとには楽になると説く。

杜牧《とぼく》 中国、唐代の代表的な詩人。

万《よろづ》の事、一時心に快《こころよ》き事は、必《かならず》後に殃《わざわい》となる。酒食をほしゐま〻にすれば快《こころよ》けれど、やがて病となるの類なり。はじめにこらゆ《ふ》れば必《かならず》後のよろこびとなる。灸治をしてあつきをこらゆ《ふ》れば、後に病なきが如し。杜牧《とぼく》が詩に、忍《にん》過テ事堪タリレ喜ブニと、いへるは、欲をこらえ《へ》すまして、後は、よろこびとなる也。

未病を治す道

「聖人《せいじん》は未病《みびょう》を治《なお》す」といわれているのは、病気にかかるまえに、予防的にあらかじめ用心をすれば病気にならないということです。もし、飲食や色欲《しきよく》などの内欲《ないよく》を我慢《がまん》しないで、また風・寒・暑・湿などの外邪《がいじゃ》を防《ふせ》がなければ、おかされるところはわずかであっても、あとで長く大病をすることになります。内欲と外邪とを慎《つつし》まないために大病となって、思いのほか深く悲しみ、長く苦しむというのが、病気の常《つね》です。

病気になると、病気自体の苦痛だけでなく、痛《いた》い針でからだをさし、熱い灸《きゅう》でからだをやき、にがい薬でからだを攻《せ》め、食べたいものを食べず、飲みたいもの

内欲《ないよく》と外邪《がいじゃ》 37頁参照。

を飲まないで、からだを苦しめ、心を傷《きず》つけることになります。病気がないときに、あらかじめ養生《ようじょう》をよくすれば、病気にならず、目に見えない大きな幸福《こうふく》となるのです。

孫子《そんし》はこういっています。

「よく兵を用うるものは赫々《かくかく》の功なし」

その意味は、上手に兵を動かす人は、一見してわかる手柄《てがら》はない。なぜなら、戦いの起こるまえに戦わないで勝つことができるから、ということです。

またこうもいっています。

「古《いにしえ》の善く勝つ者は、勝ち易《やす》きに勝つなり」

養生の道もこのようにしなければなりません。

心のなかで、ただ一《ひと》すじに心がけて、病気にまだかからないときに、勝ちやすい欲に勝てば病気は起こりません。よい大将《たいしょう》が戦わないで勝ちやすいものに勝つようなものといえるでしょう。これこそ、もっともよい策《さく》であり、これが、未病を治す道なのです。

聖人《せいじん》は未病《みびょう》を治すとは、病いまだおこらざる時、かねてつゝしめば病なく、も

◆病気になると、さまざまな苦痛を受けることになる。だから病気にならないよう、あらかじめ用心することが大切であると説く。あくまで予防が大事なのである。

孫子《そんし》
中国の春秋時代の武将、軍事思想家の孫武の尊称。兵法書『孫子』の作者とされている。『孫子』形篇にはつぎのようにある。「古《いにしえ》の所謂《いわゆる》善く戦う者は、勝ち易きに勝つ者なり。故に善く戦う者の勝つや、(奇勝無く、)智名も無く、勇功も無し」(戦上手は勝ちやすい機会をとらえてそこで勝つ。だから勝っても人目につかず、智謀すぐれた名誉も、武勇すぐれた名誉もない)

し飲食色慾などの内慾をこらえ《へ》ず、風寒暑湿の外邪をふせがざれば、其お《を》かす事はすこしなれども、後に病をなす事は大にして久し。内慾と外邪をつゝしまざるによりて、大病となりて、思ひの外にふかきうれひにしづみ、久しく苦しむは、病のならひなり。病をうくれば、病苦のみならず、いたき針にて身をさし、あつき灸にて身をやき、苦《にが》き薬にて身をせめ、くひたき物をくはず、のみたきものをのまずして、身をくるしめ、心をいたましむ。病なき時、かねて養生よくすれば病おこらずして、目に見えぬ大なるさいはい《ひ》となる。孫子《そんし》が曰《いわく》、よく兵を用《もちう》る者は赫《かく》々の功なし。云意《いうこころ》は、兵を用る上手《じょうず》は、あらはれたるてがらなし、いかんとなれば、兵のおこらぬさきに戦はずして勝《かて》ばなり。又曰《いわく》、古《ノ》之善《ク》勝《ツ》者《ハ》勝《ツ》於二易《キニ》レ勝者也。養生の道も亦かくの如くすべし。心の内、わづかに一念の上に力を用《もちい》て、病のいまだおこらざる時、かちやすき慾にかてば病おこらず。良将の戦はずして勝《かち》やすきにかつが如し。是上策《じょうさく》なり。是《これ》未病を治《ち》するの道なり。

気の停滞は病気の起こるもと

気は一人のからだの中の全体に広くいきわたるようにしなければなりません。胸の中の一カ所に集中させてはいけません。怒《いか》り・悲しみ・憂《うれ》い・思いがあると、胸の中の一カ所に気が集まって滞《とどこお》ることになります。喜・怒・憂・思・悲・恐・驚の七情が過度《かど》になって、気が停滞《ていたい》するのは病気の起こるもとになるのです。

気は、一身体《しんたい》の内にあまねく行《ゆき》わたるべし。むねの中一所にあつむべからず。いかり、かなしみ、うれひ、思ひ、あれば、胸中一所に気とゞこほりてあつまる。七情の過《すぎ》て滞《とどこお》るは病の生《しょうず》る基《もとい》なり。

かたよってはならない

俗人は、欲をほしいままにして、礼儀にそむき気を養おうとしないので、天寿《てんじゅ》をまっとうすることができません。理も気も、ともにうしないます。

仙術《せんじゅつ》の士は養気《ようき》のみにかたよって道理を好みません。ですから、礼儀をないがしろにします。

頑固《がんこ》な儒者《じゅしゃ》は道理にかたよって気を養いません。ですから、修養の道を知らずに天寿をたもつことができません。

この三つはともに君主の行なう道ではないのです。

俗人は、慾をほしゐ《い》まゝにして、礼義にそむき、気を養はずして、天年をたもたず。理気二《ふたつ》ながら失へり。仙術の士は養気に偏にして、道理を好まず。故に礼義をすてゝつとめず。陋儒《ろうじゅ》は理に偏にして気を養はず。修養の道をしらずして天年をたもたず。此三つは、ともに君子の行ふ道にあらず。

仙術《せんじゅつ》 仙人の行なう術。不老不死などの方術。

『養生訓』に学び、自らを振り返る

養生の術の第一は、からだに害になるものを除くこととしている。そして害するのは何かというと、それは欲望であるという。飲食などのさまざまな欲をこらえ、我慢する。自分を律し、己に打ち克つこと、つまり克己の精神が必要なのである。飲食でいえば、現代は飽食の時代。『養生訓』の時代にくらべ、食べるもの、飲むものにあふれ、容易に過食に陥ってしまう。強く自制しなければ、欲に害されてしまうだろう。

また、益軒は歩くことをはじめ、からだを動かすことも養生の道としている。ただし、心はあくまで安静にたもち、からだはしっかりと動かすとしている。これもまた、現代はあわただしい時代、なにかと心がみだされる。おまけにいまは便利な時代、交通手段が発達し、歩かなくてもすむようになり、からだを動かす機会も減っているのではないだろうか。この点についても自らを戒めなければならない。

あらためて自らを振り返り、益軒の説く養生の道に自己の生活を照らしあわせてみるとよいだろう。

2

巻第二　総論　下

総論　下

ときには動き、ときには静かに

家にいるときには、自分のからだがきつくない程度に運動をすることです。立ったり座《すわ》ったりする動作をめんどうがらず、部屋の中のことは召使いをつかわず、できるかぎり自分のからだを動かすようにしましょう。そうすれば、自分が思ったようにすみやかに事が調《ととの》い、召使いをつかうための気苦労もしないですみます。こうすることには「心を清くし事を省《はぶ》く」という利点があります。

このように、つねにからだを動かしていると、気と血の循環《じゅんかん》がよく、食の気も滞《とどこお》りません。これが養生の要点といえるでしょう。いつもからだを休ませて怠《なま》けてはいけません。自分に応じた仕事をして手足をはたらかせることです。ときには動き、ときには静かにすれば、気が全身にめぐって滞ることはありません。静かにしすぎるとふさがり、動きすぎれば疲《つか》れます。動も静も長くやりすぎては

◆「総論　下」は、「総論　上」につづき別の角度から養生の道について説く。

いけません。

家に居て、時々わが体力の辛苦せざる程の労動をなすべし。吾起居《わがたちい》のいたつがはしきをくるしまず、室中《しっちゅう》の事、奴婢《ぬひ》をつかはずして、しば〱みづからたちて我身を運用すべし。わが身を動用すれば、おもひのまゝにして速《すみやか》に事調《ととの》ひ、下部《しもべ》をつかふに心を労せず。是《これ》清クシテレ心ヲ省クレ事ヲの益あり。かくのごとくにして、常に身を労動すれば気血めぐり、食気とゞこほらず、是《これ》養生の要術也。身をつねにやすめおこたるべからず。我に相応せる事をつとめて、手足をはたらかすべし。時にうごき、時に静なれば、気めぐりて滞《とどこお》らず。静に過《す》ぐればふさがる。動に過《す》ぐればつかる。動にも静にも久しかるべからず。

たえず動いているものは禍がない

華佗《かだ》はこういっています。
「人の身は労働すべし。労働すれば穀気がきえて血脈流通す」

華佗《かだ》
中国、三国時代の魏の名医。養生の術にくわしく、薬の処方や鍼灸にも精通していた。

人の身は労働すべし～
人のからだは動かさなければならない。動かせば穀気が消えて、血流がよくなる。

穀気
穀物の養分が体内に入って生じたもの。穀物の気。

そもそも人のからだは、欲を少なくして、ときどき運動をし、手足をはたらかせ、よく歩いて、一カ所に長く座《すわ》っていないようにすれば、気と血がよくめぐって滞《とどこお》りません。これが養生の要《かなめ》なのです。毎日このように心がけましょう。

『呂氏春秋《りょししゅんじゅう》』にはつぎのような言葉があります。

「流水腐《くさ》らず、戸枢蝕《こすうむしば》まざるは、動けばなり、形気もまた然り」

その意味はこうです。流水はくさらないが、たまり水はくさります。開き戸を開閉する軸は虫がくいません。この二つのものは、たえず動いているから禍《わざわい》がないのです。人のからだもこれと同じなのです。

同じ場所に長く安楽《あんらく》に座って動かなければ、飲食の消化が悪く、気と血が全身にめぐらないので病気になります。食後すぐに横になることと、昼寝は厳禁《げんきん》です。夜でも飲食の消化しないうちに早く寝ると、気がふさがって病気になります。養生の道では、こうしたことをもっともさけなければならないのです。

華佗《かだ》が言に、人の身は労動すべし。労動すれば穀気きえて、血脈流通すといへり。およそ人の身、慾をすくなくし、時々身をうごかし、手足をはたらかし、歩行して久しく一所に安坐せざれば、血気めぐりて滞《とどこお》らず。養生の要務なり。日々

呂氏春秋《りょししゅんじゅう》 中国、秦の呂不韋《りょふい》が編纂した思想・哲学書。

かくのごとくすべし。呂《りょ》氏《し》春秋《しゅんじゅう》曰《にいわく》、流水不レ腐《ラ》、戸枢不レ螻《むしばまざるは》、動也《うごけばナリ》。形気《モ》亦然《リ》。いふ意《こころ》は、流水はくさらず、たまり水はくさる。から戸のぢくの下のくるゝは虫くはず。此二のものはつねにうごくゆへ《ゑ》、わざはひなし。人の身も亦かくのごとし。一所に久しく安坐してうごかざれば、飲食とゞこほり、気血めぐらずして病を生ず。食後にふすと、昼臥《ひるふ》すと、尤《もつとも》禁ずべし。夜も飲食の消化せざる内に早くふせば、気をふさぎ病を生ず。是《これ》養生の道におゐ《い》て尤《もつとも》いむべし。

『千金方』の養生の道

『千金方《せんきんほう》』は、養生の道をこう説いています。

「久しく行き、久しく坐《ざ》し、久しく臥《ふ》し、久しく視《み》ることは禁物である」

千金方《ニ》曰《ク》、養生の道、久《ク》行《キ》久《ク》坐《シ》久《ク》臥《シ》久《ク》視《ル》ことなかれ。

『千金方《せんきんほう》』 唐の医者孫思邈《そんしばく》の撰になる医学全書。『千金要方』とも。日本には奈良時代に伝来し、活用された。

久しく行き〜 長く歩く、長く座る、長く寝る、長く見つづけることは禁物。

昼寝は少なく

酒食のまだ消化しないうちに横になって眠《ねむ》ると、かならず酒食が滞《とどこお》って、気がふさがり病気になります。注意しなければなりません。

昼間は横になって眠るのはよくありません。元気を大いにそこなうことになるからです。もし、ひどく疲《つか》れたら、うしろに寄りかかって眠ればよいのです。それでも横になりたければ、そばに人をおいて少しのあいだ眠るようにします。長くなったらそばの人に起こしてもらうとよいでしょう。

酒食の気いまだ消化せざる内に臥してねぶれば、必《かならず》酒食とゞこほり、気ふさがりて病となる。いましむべし。昼は必《かならず》臥《ふ》すべからず。大《おおい》に元気をそこなふ。もし大《おおい》につかれたらば、うしろによりかゝりてねぶるべし。もし臥《ふ》さば、かたはらに人をおきて、少《すこし》ねぶるべし。久しくねぶらば、人によびさまさしむべし。

◆睡眠も休息もほしいままにしてはならないと説く。

早く眠ってはいけない

日の長い時期でも昼寝《ひるね》はよくありません。昼間の時間が長いので、人によっては夜になるとからだが疲《つか》れて早く眠たくなることもあるでしょう。それを防ぐには、晩食のあとにからだを動かし、歩行し、日没《にちぼつ》のころから横になってからだを休めるとよいでしょう。ただし、横になっても眠ってはいけません。眠るのは、からだにきわめて悪いのです。長く横になっていてもいけません。灯《ともしび》のともる夕方には起きて座っていなければなりません。

こうすれば夜になってもからだに力があって、早く眠くなりません。日没のころ、できれば横にならないですむなら、それがもっともよいでしょう。

日長き時も昼臥《ふ》すべからず。日永き故、夜に入《いり》て、人により、もし体力つかれて早くねぶることをうれへば、晩食の後、身を労動し、歩行し、日入の時より臥《ふ》して体気をやすめてよし。臥しても必《かならず》ねぶるべからず。ねぶれば甚《はなはだ》害あり。久しく臥《ふす》べからず。秉燭《へいしょく》の比《ころ》おきて坐すべし。かくのごとくすれば夜間体に力ありて、ねぶり早く生ぜず。もし日入の時よりふさゞるは尤《もっとも》よし。

過信を戒める

養生の道では、たのむ心・過信《かしん》を戒《いまし》めています。自分のからだが強いのを過信したり、若さを過信したり、病気が軽快したことを過信したりするのは、すべて不幸のもとです。刃の鋭いのを過信して、かたい物をきると刃はこぼれてしまいます。気の強いのを過信して、みだりに気をつかうと、気が消耗《しょうもう》してしまいます。脾臓《ひぞう》や腎臓《じんぞう》、つまり内臓の強いのを過信して、飲食・色欲をすごせば病気となるでしょう。

養生の道は、たのむを戒しむ。わが身のつよきをたのみ、わかきをたのみ、病の少《すこし》いゆるをたのむ。是《これ》皆わざはひの本也。刃《やいば》のときをたのんで、かたき物をきれば、刃折る。気のつよきをたのんで、みだりに気をつかへば、気へる。脾腎《ひじん》のつよきをたのんで、飲食色慾を過《すご》さば、病となる。

◆過信が不幸をまねくという。何事においてもそうであろう。

物事の軽重を知る

かりに宝石を小石代わりに雀《すずめ》をうつ人がいたとしたら、馬鹿なことをするものだと人々は笑うことでしょう。

それは、とても大事なものをすてて、いたってつまらないものを得ようとしたからです。人のからだはなにより貴重《きちょう》です。それなのに、とるに足らない小さな欲をむさぼってからだをそこなうのは、物事の軽重《けいちょう》を知らないといえるでしょう。あたかも宝石をもって雀をうつようなものです。

爰《ここ》に人ありて、宝玉を以てつぶてとし、雀《すずめ》をうたば、愚なりとて、人必《かならず》わらはん。至りて、おもき物をすてゝ、至りてかろき物を得んとすればなり。人の身は至りておもし。然るに、至りてかろき小なる欲をむさぼりて身をそこなふは、軽重《けいちょう》をしらずといふべし。宝玉を以て雀をうつがごとし。

からだをいたわりすぎない

心を楽しませて、心を苦しめてはいけません。からだは大いに動かし、休ませすぎてはいけません。自分のからだというものは、かわいがりすぎてはいけないのです。

おいしいものを食べすぎ、うまい酒を飲みすぎ、色を好み、からだをいたわりすぎて、怠《なま》けて横になることばかり好むのは、すべて自分のからだをかわいがりすぎることであって、かえってからだの害となります。

また、病気でもないのに補薬をみやみにたくさん飲んで、かえって病気になるのも、からだのいたわりすぎです。子どもをかわいがりすぎて、かえって子どもの不幸をまねくようなものなのです。

心は楽しむべし、苦しむべからず。身は労すべし、やすめ過《すご》すべからず。凡《およそ》わが身を愛し過すべからず。美味をくひ過し、芳醞《ほううん》をのみ過し、色をこのみ、身を安逸にして、おこたり臥《ふ》す事を好む。皆是《これ》、わが身を愛し過す故に、かへつてわが身の害となる。又、無病の人、補薬を妄《みだり》に多くのんで病となるも、身を愛し過

◆からだを休ませ、かわいがるのは、かえって害になるという。からだをいたわりすぎるのは禁物としている。

補薬
精力を補うための薬。栄養剤のような補助薬。

すなり。子を愛し過して、子のわざはひとなるが如し。

あとの患いを予防する

『易経《えききょう》』にこうあります。

「患《うれ》いを思い、予《かね》て之を防ぐ」

その意味は、あとで生ずるであろう患《うれ》いを考えて、それが生じないように予防せよ、というものです。

『論語』にもこうあります。

「人遠き慮《おもんぱか》りなければ、必ず近きうれいあり」

これらの教えは、はじめに用心して、あとを無事にすませようという意味なのです。


易《えき》に曰《いわく》、思《ヒ》レ患《ヲ》予《テ》防《グ》レ之《ヲ》。いふ意《こころ》は後の患《うれい》をおもひ、かねて其わざはひをふせぐべし。論語にも、人遠き慮《おもんぱかり》なければ、必《かならず》近きうれひありと、の玉へり。


『易経《えききょう》』

中国、唐代の占いの書。五経の一つ。


『論語』

中国、春秋時代の思想家の孔子とその弟子たちの言行録。儒教の代表的な経典。


人遠き慮《おもんぱか》りなければ〜

遠い先まで見通して配慮しておかなければ、かならず近いところで心配事が起こる。

是《これ》皆、初に慎んで、終をたもつの意なり。

元気を養うこと

毎日その日の昼夜のあいだで、元気を養うことと、元気をそこなうことの、どちらが多かったかをくらべてみるとよいでしょう。

多くの人は、一日のうちで気を養うことがいつも少なく、気をそこなうことがいつも多いものです。養生《ようじょう》の道は、元気を養うことだけで、元気をそこなうことがあってはなりません。

もし元気を養うことが少なく、そこなうことが多くて、それが毎日つづけば元気がへって病気となり、ついには死をまねくことになるでしょう。ですから、多くの人は病気がちになり短命に終わることになるのです。かぎりある元気なのに、かぎりのない欲をほしいままにするのは、危険なことといえるでしょう。

人、毎日昼夜の間、元気を養ふ事と元気をそこなふ事との、二《ふたつ》の多少をくらべ

◆かぎりある元気。
かぎりなき欲望。
そのとおりである。

見るべし。衆人は一日の内、気を養ふ事は常にすくなく、気をそこなふ事は常に多し。養生の道は元気を養ふ事のみにて、元気をそこなふ事なかるべし。もし養ふ事はすくなく、そこなふ事多く、日々つもりて久しければ、元気へりて病生じ、死にいたる。この故に衆人は病多くして短命なり。かぎりある元気をもちて、かぎりなき慾をほしゐ《い》まゝにするは、あやう《ふ》し。

はじめが肝心

飲食や色欲を気ままにして、そのはじめのうちは、快感《かいかん》があっても、あとでかならずからだを悪くして、長い不幸となります。

あとで不幸になりたくないと思ったら、はじめに快感があることを好んではいけません。何事もはじめに快《こころよ》くなると、間違いなくあとで不幸になります。はじめに努力してこらえれば、かならずあとで楽しみとなるでしょう。

飲食色慾をほしゐ《い》まゝにして、其はじめ少《すこし》の間、わが心に快《こころよ》き事は、後に必《かならず》

◆はじめに我慢して自制すれば、それがあとで楽になるという。はじめが肝心。何事においてもいえることである。

身をそこなひ、ながきわざはひとなる。後にわざはひなからん事を求めば、初《はじめ》わが心に快からん事をこのむべからず。万《よろず》の事、はじめ快くすれば、必《かならず》後の禍《わざわい》となる。はじめつとめてこらゆれば、必《かならず》後の楽《たのしみ》となる。

寝食をほどよく制限

飲食はからだを養い、睡眠は気を養います。しかし、飲食の節度《せつど》をこえると、脾胃《ひい》を悪くします。また、いたずらに横になって寝ると、元気をそこなうことになります。この二つは、養生しようとして、かえってからだを悪くすることにもなるのです。

よく養生《ようじょう》する人は、朝は早く起き、夜半《やはん》に寝て、昼寝をせずに、たえず仕事にはげんで怠《なま》けません。そして睡眠を少なくして、精神を清らかにし、飲食を少なくして腹の中をきれいにします。このようにすれば、元気がよく、循環《じゅんかん》もよくて、病気にかかりません。生じた気はますます養われて、血気《けっき》はおのずから盛《さか》んになって病気になりません。この寝食の二つがほどよく制限されることが、また養生の

脾胃《ひい》 脾臓と胃腸。消化器系の内臓。

◆飲食も睡眠も、人間が生きていくためには欠かせない。だが、節度をこえると害になるという。寝食がほどよく制限されていることが、養生の要点であるとしている。

要点なのです。

飲食は身を養ひ、ねぶり臥《ふす》は気を養なふ。しかれども飲食節に過《すぐ》れば、脾胃《ひい》をそこなふ。ねぶり臥す事時ならざれば、元気をそこなふ。此二は身を養はんとして、かへつて身をそこなふ。よく生を養ふ人は、つとにおき、よはにいねて、昼いねず、常にわざをつとめておこたらず、ねぶりふす事をすくなくして、神気《しんき》をいさぎよくし、飲食をすくなくして、腹中を清虚《せいきょ》にす。かくのごとくなれば、元気よく、めぐりふさがらずして、病生ぜず。発生の気其養《やしない》を得て、血気をのづ《お》からさかんにして病なし。是寝食《このしんしょく》の二《ふたつ》の節に当れるは、また養生の要也。

楽しみながら長命になる

貧しく身分の低い人でも、道を楽しんですごすなら、それは大きな幸福です。ですから、そのように暮らすなら、一日をすごすあいだも、その時間が長く感じられて、楽しみも多いことでしょう。まして、一年がすぎるあいだには四季おり

◆一日一日を楽しみながら生きる。それが長命につながるということであろう。

おりの楽しみがあり、一日一日がとてもすばらしく感じられるのではないでしょうか。

このように年を多くかさねていけば、その楽しみは長く、しかもその効果が長命としてあらわれるでしょう。「知者《ちしゃ》の楽しみ、仁者《じんしゃ》の寿《いのちなが》き」には、私たちはそう簡単に近づけませんが、毎日を楽しみながら長命になる順序は似ているといってよいでしょう。

貧賤《ひんせん》なる人も、道を楽しんで日をわたらば、大なる幸なり。しからば一日を過《すご》す間も、その時刻永くして楽《たのしみ》多かるべし。いはんや一とせをすぐる間、四《よつ》の時、お《を》り〱の楽《たのしみ》、日々にきはまりなきをや。如レ此にして年を多くかさねば、其楽《たのしみ》長久にして、其しるしは寿《いのちなが》かるべし。知者の楽《たのしみ》、仁者の寿《いのちながき》は、わが輩及《および》がたしといへども、楽《たのしみ》より寿《いのちながき》にいたれる次序は相似たるなるべし。

知者《ちしゃ》の～ 『論語』（雍也篇）の言葉。知者は楽しんで生き、仁者は長生きをするという意。

寿 長生き。

どこにいてもほどほどであれば害はない

山の中で暮らしている人の多くは長命です。古書にも「山気は寿多《じゅ》し」とあり、また「寒気は寿《いのちながし》」ともいいます。山の中は寒いので、からだの元気を閉《と》じかため内にたもって外部にもらしません。ですから長命なのです。

暖《あたた》かな地方は、元気がもれて内にたもつことが少ないので短命となります。また、山の中の人は交際も少なく、静かで元気をへらさず、なにかにつけて乏しく不自由なので、自然と欲も少なくなります。とくに魚類がほとんどないので、魚肉をいっぱい食べることがありません。これが、山の中に住む人が長命である理由です。

町の中ではそうはいかず、世間との交際も多く、なにかと多忙なので気がへります。海辺《うみべ》の人はいつも魚肉を食べすぎるので、病気にかかりやすく短命の人が多いのです。

町の中にいても、海辺にいても、欲を少なくして、肉食をほどほどにすれば、こうした害もないでしょう。

山中の人は多くはいのちながし。古書にも山気は寿多《じゆおお》しと云《いう》、又寒気は寿《いのちながし》ともいへり。山中はさむくして、人身の元気をとぢかためて、内にたもちてもらさず。故に命ながし。暖なる地は元気もれて、内にたもつ事すくなくして、命みじかし。又、山中の人は人のまじはりすくなく、しづかにして元気をへらさず、万《よろず》ともしく不自由なる故、おのづから欲《よく》すくなし。殊に魚類まれにして肉にあかず。是《これ》山中の人、命ながき故なり。市中にありて人に多くまじはり、事しげければ気へる。海辺の人、魚肉をつねに多くくらふゆへ《ゑ》、病おほくして命みじかし。市中にをり海辺に居ても、慾をすくなくし、肉食をすくなくせば害なかるべし。

心を楽しませる

ひとり家にいて静かに日を送り、古書を読み、古人の詩歌を吟《ぎん》じ、香をたき、古法帖《こほうじょう》を見て楽しみ、山水を眺《なが》め、月花を鑑賞《かんしょう》し、四季のうつりかわりを楽しみます。酒をほろ酔《よ》い加減《かげん》にたしなみ、庭の畑でとれた野菜を膳《ぜん》にします。それは、みな心を楽しませ気を養うたすけとなるのです。

古法帖《こほうじょう》 手習いや鑑賞のため、古人のすぐれた筆蹟を拓本にとって折本としたもの。

貧しく身分の低い人であっても、こうした楽しみなら、いつでも手に入れることができます。もしこの楽しみを知っていれば、富貴《ふうき》であってもこの楽しみを知らない人にまさっているといえるでしょう。

ひとり家に居て、閑《しずか》に日を送り、古書をよみ、古人の詩歌を吟じ、香《こう》をたき、古法帖《こほうじょう》を玩《あじわ》ひ、山水をのぞみ、月花《つきはな》をめで、草木を愛《あい》し、四時の好景を玩《あじわ》ひ、酒を微酔《びすい》にのみ、園菜《えんさい》を煮《に》るも、皆是《これ》心を楽ましめ、気を養ふ助なり。貧賤《ひんせん》の人も此楽《たのしみ》つねに得やすし。もしよく此楽《たのしみ》をしれらば、富貴にして楽をしらざる人にまさるべし。

身を養い、徳を養う「忍」の一字

古い言葉に「忍《しのぶ》は身の宝《たから》なり」とあります。何事でも忍べば不幸がなく、忍ばなければ不幸となります。忍ぶというのはこらえることです。言い換えれば欲を制することです。怒りと欲とは制しなければなりません。とにかく養生の道は怒

◆心を楽しませることが、気を養うことになるのだという。

りと欲とをこらえることなのです。忍の一字を守らなければなりません。

武王の銘《めい》にこうあります。

「これを須臾《しゅゆ》に忍べば、汝の軀《み》を全くす」

また『尚書《しょうしょ》』はこういいます。

「必ず忍ぶこと有れば、すなわち済《な》すことあり」

古い言葉にはこうあります。

「莫大《ばくだい》の過《あやまち》は須臾の忍ばざるに起こる」

このように忍の一字は身を養い、そして徳をも養う大切な道なのです。


古語に、忍《しのぶ》は身の宝《たから》也といへり。忍べば殃《わざわい》なく、不レ忍《ハ》殃《わざわい》あり。忍ぶはこらゆる《ふ》なり。恣《ほしいまま》ならざるを云《いう》。忿《いかり》と慾とはしのぶべし。およそ養生の道は忿慾《いかりよく》をこらゆる《ふ》にあり。忍の一字守るべし。武王《ノ》銘曰《ニいわく》、忍《べバ》二之《ヲ》須臾一《ニ》全《ス》二汝《ノ》軀一《ヲ》。書曰《ニいわく》、必《ズ》有《レバ》レ忍《ブコト》其《レ》乃《チ》有《リ》レ済《ナスコト》。古語《ニ》云、莫大之過《チハ》起《ル》二於須臾《ノ》不《ニ》一レ忍《ビ》。是《これ》忍の一字は、身を養ひ徳を養ふ道なり。

武王
周王朝初代の王。

これを須臾《しゅゆ》に忍べば〜

このことを少しのあいだ我慢すれば、あなたのからだは万全となる。


『尚書《しょうしょ》』

『書経』の別名。儒教の経典である五経の一つ。堯・舜〜夏・殷・周の王やこれを補佐した人々の言辞の記録。


必ず忍ぶこと〜

耐え忍べば、成果を出すことができる。


莫大《ばくだい》の過《あやまち》は〜

大きな過ちは、少しのあいだ我慢できずに起こる。

心をゆたかに、物事あらそわず

養生《ようじょう》の術《じゅつ》は、名料理人の庖丁《ほうてい》が牛を料理するようでなければいけない、と荘子が説いています。

牛の骨の関節には広いすき間があります。牛刀の刃はうすいものです。このうすい刃を広い関節のすき間に入れると、刃の動くゆとりがあって牛刀が骨に触れることがありません。ですから、十九年ものあいだ牛を料理してきたのに、牛刀の刃はいま砥《と》いだように鋭かったといいます。

人の世においても、心ゆたかにして、物事をあらそわず、道理にしたがった行ないをすれば、世間にさわることなく、天地は広く感じられるものです。こうした人は長命をたもつでしょう。

養生の術、荘子《そうし》が所謂《いわゆる》庖丁《ほうちょう》が牛をときしが如くなるべし。牛の骨節《こっせつ》のつがひは間《ひま》あり。刀の刃《やいば》はうすし。うすき刃をもつて、ひろき骨節の間に入れば、刃のはたらくに余地《よち》ありてさはらず。こゝを以て十九年牛をときしに、刀新《あらた》にとぎたてたるが如しとなん。人の世にをる、心ゆたけくして物とあらそはず、理に随ひて

荘子
中国、戦国時代の代表的な道家の思想家。『荘子』養生主篇には料理人の庖丁の話がある。庖丁が文恵（魏の恵王）にたのまれ牛を料理したときのこと。上手な料理人は一年ごとに牛刀を換える。平凡な料理人は牛刀を一カ月ごとに換える。庖丁の牛刀は十九年になるという。料理した牛は数千頭になるが、牛刀の刃は砥石にかけたばかりのようであったという。

◆心を広くして、あらそうことなく、ぶつかることなく生きることが、長命につながるということである。

行なへば、世にさはりなくして天地ひろし。かくのごとくなる人は命長し。

心気を養う道

心を静かにして騒《さわ》がしくせず、ゆったりとしてせまらず、気をやわらかにして、荒《あら》くしない。言葉を少なくして声を高くせず、大声で笑わず、いつも心を喜ばせてむやみに怒《おこ》らず、悲しみを少なくし、すぎたことはくやまない。過失《かしつ》があれば一度は自分をとがめて二度とくやまず、ただ天命にしたがって無用な心配をしないこと。

これらは心気を養う道です。養生《ようじょう》する人は、このように心がけましょう。

心をしづかにしてさはが《わ》しくせず、ゆるやかにしてせまらず、気を和《やわらか》にしてあらくせず、言をすくなくして声を高くせず、高くわらはず、つねに心をよろこばしめて、みだりにいからず、悲をすくなくし、かへらざる事をくやまず、過《あやまち》あらば一たびはわが身をせめて二度悔《くやま》ず、只《ただ》天命をやすんじてうれへず、是《これ》心気

◆つねに心の平静をたもち、くよくよ悩まないことが大切ということであろう。

をやしなふ道なり。養生の士、かくのごとくなるべし。

病気に適した治療法を選択

何事もあまりよくしようとして急ぐと、かならず悪くなるものです。病気の治療もまた同じです。

病気にかかったといって、あわてて医者を選んではいけません。むやみに医者をもとめたり、薬を飲んだり、また鍼灸《しんきゅう》をむやみにしたりすることは、害となることが多いものです。

導引《どういん》や按摩《あんま》も同じです。自分の病気に適した治療であるかどうかを知らずに、むやみに治療をもとめてはいけません。

温泉療法もまた同じことです。病気に適応しているかどうかを選ばないで、むやみに湯治《とうじ》をすると、かえって病気を重くし、死に至《いた》ることもあります。

とかく薬、鍼《はり》、灸《きゅう》、導引、按摩、温泉療法の六つの治療は、その病気と治療がよくあっているかどうかを、よく選んでから実行しなければなりません。その適

導引《どういん》 中国道家の養生法・健康法。さまざまな身体の動きと呼吸法を組み合わせて行なう。

不適を知らないでむやみに用いると、間違って悪い結果となることが多いものです。これは病気をよくしようとして、かえって悪くすることといえるでしょう。

何事もあまりよくせんとしていそげば、必《かならず》あしくなる。病を治するも亦しかり。病あれば、医をゑ《え》らばず、みだりに医を求め、薬を服し、又、鍼灸《しんきゅう》をみだりに用ひ、たゝりをなす事多し。導引《どういん》、按摩《あんま》も亦しかり。わが病に当否《とうひ》をしらで、妄《みだり》に治を求むべからず。湯治《とうじ》も亦しかり。病に応ずると応ぜざるをゑ《え》らばず、みだりに湯治して病をまし、死にいたる。およそ薬治《やくじ》、鍼《しん》、灸《きゅう》、導引《どういん》、按摩《あんま》、湯治《とうじ》。此六の事、其病と其治との当否をよくゑ《え》らんで用ゆべし。其当否をしらで、みだりに用ゆ《ふ》れば、あやまりて禍《わざわい》をなす事多し。是《これ》よくせんとして、かへつてあしくする也。

養生も習慣となる

とかく善《よ》いことも、悪いことも、みな習慣から起こるものです。養生《ようじょう》の慎《つつし》みや

◆何事も習慣になるという。養生もまた同じとしている。

努力も例外ではありません。努力して怠《なま》けないのも、欲を慎《つつし》んでこらえるのも努力して習得すると、次第《しだい》によいことになれて習慣となり、苦痛ではなくなります。ですが、慎まないで悪いことになれて習慣になってしまうと、慎み努力しようとしても、苦しくてたえられないものです。

凡《およそ》よき事あしき事、皆ならひよりおこる。養生のつゝしみ、つとめも亦しかり。つとめ行ひておこたらざるも、慾をつゝしみこらゆ《ふ》る事も、つとめて習へば、後にはよき事になれて、つねとなり、くるしからず。又つゝしまずしてあしき事になれ、習ひくせとなりては、つゝしみつとめんとすれども、くるしみてこらへがたし。

自らの力量にあわせる

なにをするにも、まず自分の力量を計《はか》らなければいけません。力のおよばないのに無理をしてその仕事をしようとすると、気がへって病気になります。自分の力量以上のことをしようとしてはいけません。

万《よろず》の事、皆わがちからをはかるべし。ちからの及ばざるを、しゐ《ひ》て、其わざをなせば、気へりて病を生ず。分外をつとむべからず。

おそすぎると効果は少ない

若いときから老年に至《いた》るまで、元気を惜《お》しまなければなりません。年が若く健康なときから、早めに養生をするのがよいのです。

からだが丈夫だからといって元気をつかいすぎてはいけません。若いときに元気を惜しまないで、年をとって衰《おとろ》え、からだが弱くなってはじめて保養するのは、たとえば、財産がたくさんあるときはいい気になってお金をつかい、貧乏になって困って、お金がないからといってはじめて倹約《けんやく》をするようなものです。しないよりはましですが、おそすぎて効果は少ないでしょう。

◆おそいと効果が少ないという。早めにはじめるにこしたことはないのである。

わかき時より、老《おい》にいたるまで、元気を惜むべし。年わかく康健《こうけん》なる時よりはやく養ふべし。つよきを頼みて、元気を用過《もちいすご》すべからず。わかき時元気をおしま《を》ずして、老《おい》て衰へ、身よは《わ》くなりて、初めて保養するは、たとへば財多く富める時、おごりて財をつい《ひ》やし、貧窮《ひんきゅう》になりて財ともしき故、初めて倹約《けんやく》を行ふが如し。行はざるにまされども、おそくして其しるしすくなし。

元気を無駄遣いしない

気を養うには「嗇《しょく》」の字を心がけることです。老子もこのことをいっています。「嗇」とは惜しむことです。元気を惜しんで無駄遣《むだづか》いしないことです。たとえば、ケチな人がお金がありあまっているのに、惜しんで他人にやらないのと同じようにすることです。気を惜しんでへらさなければ、長生きできるでしょう。

気を養ふに嗇《しょく》の字を用ゆべし。老子《ろうし》此意をいへり。嗇《しょく》はお《を》しむ也。元気をお《を》し

嗇《しょく》
『老子』五十九章につぎのようにある。「人を治《おさ》めて天に事《つか》うるは、嗇《しょく》に若《し》くは莫《な》し。夫《そ》れ唯《た》だ嗇、是《ここ》を以《もっ》て早く服す」（人を治めて天に仕えていくには、嗇《ものお》しみ（倹約）をして万事について無駄づかいしないことが第一である。ただ嗇しみであるからこそ、余計な欲なく早く道に従えるのである）

みて費《つい》やさゞる也。たとへば吝嗇《りんしょく》なる人の、財多く余《あまり》あれども、おしみ《を》て人にあたへざるが如くなるべし。気をおしめ《を》ば元気へらずして長命なり。

自分を欺かないこと

養生《ようじょう》の要点は、自分を欺《あざむ》くことなく、よく我慢《がまん》をすることです。

自分を欺くというのは、それが悪いことであるのを知りながら、それを嫌わずにしてしまうことをいいます。悪いと知りながらするということは、悪を嫌う心が真実ではないということです。これが自分を欺くということなのです。

欺くというのは真実ではないことです。たとえば、食事についていうなら、たくさん食べることが悪いと知りながら、その悪いことを嫌う心が真実でないと、たくさん食べてしまいます。これが自分を欺くことです。そのほかのことも、みなこのことから推《お》しはかればよいでしょう。

養生の要は、自欺《みずからあざむく》ことをいましめて、よく忍ぶにあり。自欺とは、わが心

◆悪いと知りながら、ついついしてしまう。これは、そのことを本当に悪いと思わず、嫌っていないのだと説く。そして、このことが自分を欺くということなのだという。

にすでにあしきとしれる事を、きらはずしてするを云《いう》。あしきとしりてするは、悪をきらふ事、真実ならず、是《これ》自欺なり。欺《あざむ》くとは真実ならざる也。食の一事を以《もつて》いはゞ、多くくらふがあしきとしれども、あしきをきらふ心実ならざれば、多くくらふ。是《これ》自欺也。其余事《よのこと》も皆これを以《もつて》しるべし。

完全無欠をもとめない

すべてのことについて完全無欠《かんぜんむけつ》であろうとすると、自分の心の負担になって楽しみがありません。さまざまな不幸もここから起こるのです。

また他人が自分にとって完全であってほしいと思うと、他人のたらないことを怒りとがめるので、心の負担になります。

そのほか日常の飲食、衣服、器物、住まい、草木なども完全な美しさをもとめてはいけません。多少でも気に入れば、それでよいのです。完全無欠なものを好んではいけません。これもみな気を養う工夫なのです。

◆完璧をもとめてはいけないということである。何事にもいえることである。「多少でも気に入れば、それでよい」という心がけが大切なのだろう。

凡《すべて》の事十分によからんことを求むれば、わが心のわづらひとなりて楽《たのしみ》なし。禍《わざわい》も是《これ》よりおこる。又、人の我に十分によからん事を求めて、人のたらざるをいかりとがむれば、心のわづらひとなる。又、日用の飲食、衣服、器物、家居《いえい》、草木の品々も、皆美をこのむべからず。いさゝかよければ事たりぬ。十分によからん事を好むべからず。是《これ》皆、わが気を養なふ工夫なり。

養生についてよく知ること

ある人がこういいます。

「養生《ようじょう》の道は飲食、色欲《しきよく》を慎《つつし》むのと同じ類《たぐい》であることは、自分はよく知っている。が、自制できず、気ままになりやすいから、養生ができないのだ」と。

私はそうは思いません。これは、まだ養生の術をよく知らないのです。よく知ったのなら、どうして養生の道を行なわないでいられましょう。

水におちれば、おぼれて死んでしまいます。火に入れば、焼けて死んでしまいます。砒霜《ひそう》を飲めば、中毒《ちゅうどく》で死んでしまいます。これらのことはだれもが知って

砒霜《ひそう》　砒素の酸化物。

いるから、あえて水火に入って死ぬ人、砒霜を飲んで死ぬ人はいないのです。

多欲が生命を傷《きず》つけるのは、刀で自殺することと同じ道理であることを知っていれば、どうして欲を自制しないでいられましょう。すべてその道理をはっきり知らないと、迷《まよ》いやすく誤《あやま》りやすくなるものです。

人が誤って不幸になるのは、すべて知らないから起きるのです。赤ん坊が井戸に這《は》っていっておちて死ぬようなものです。灸《きゅう》をすえるとからだの病気が治ることを知っているから、からだに火をつけ熱くて痛いのを我慢《がまん》して、たくさんすえてもらうのです。これは灸が自分のからだにプラスになることを知っているからです。

人の道にそむいて他人をそこない苦しめると、天罰があり、人からもとがめられ、自分の不幸となることは必然ですが、愚《おろ》かな人間はそのことを知りません。危険なことをして不幸になるのは、知らないからです。盗人《ぬすっと》がただ財宝をむさぼって、自分が罰《ばっ》せられることを知らないようなものです。養生の術をよく知っていれば、どうして欲のままになって慎みを忘れるようなことがあるでしょう。

或人の曰《いわく》、養生の道、飲食色慾をつゝしむの類、われ皆しれり。然れどもつゝ

◆知らないということから不幸が生じると説く。何事もよく知ることが大事なのである。

しみがたく、ほしゐ《い》まゝになりやすき故、養生なりがたしといふ。我おもふに、是《これ》いまだ養生の術をよくしらざるなり。よくしれらば、などか養生の道を行なはざるべき。水に入ればおぼれて死ぬ。火に入ればやけて死ぬ。砒霜《ひそう》をくらへば毒にあてられて死ぬる事をば、たれもよくしれる故、水火に入り、砒霜《ひそう》をくらひて、死ぬる人なし。多慾のよく生をやぶる事、刀を以《もつて》自害《じがい》するに同じき理《ことわり》をしれらば、などか慾を忍ばざるべき。すべて其理を明らかにしらざる事は、まよひやすくあやまりやすし。人のあやまりてわざはひとなれる事は、皆不知よりおこる。赤子のはらばひて井におちて死ぬるが如し。灸《きゆう》をして身《み》の病をさる事をしれる故、身に火をつけ、熱く、いためるをこらえ《へ》て多きをもいとはず。是《これ》灸のわが身に益ある事をよくしれる故なり。不仁にして人をそこなひくるしむれば、天のせめ人のとがめありて、必《かならず》わが身のわざはひとなる事は、其理《そのことわり》明らかなれども、愚者はしらず。あやう《ふ》き事を行ひ、わざはひをもとむるは不知よりおこる。盗は只《ただ》たからをむさぼりて、身のとがにおち入《いる》事をしらざるが如し。養生の術をよくしれらば、などか慾にしたがひてつゝしまずやは有《ある》べき。

楽しみをうしなわないこと

聖人《せいじん》は折《おり》にふれて楽しみを説かれます。私の愚《おろ》かさでは聖人の心を推察《すいさつ》できませんが、楽しみは人間に生まれつきある天性《てんせい》ともいうべきものです。それを楽しまないで天地の道理にそむいてはいけません。いつも養生《ようじょう》の道にしたがって欲を制限《せいげん》し、そして楽しみをうしなってはなりません。楽しみをうしなわないことが養生の根本なのです。

聖人《せいじん》やゝもすれば楽《たのしみ》をとき玉ふ。わが愚を以て聖心おしはかりがたしといへども、楽しみは是《これ》人のむ《う》まれ付《つき》たる天地の生理なり。楽しまずして天地の道理にそむくべからず。つねに道を以て欲を制して楽《たのしみ》を失なふべからず。楽を失なはざるは養生の本也。

酒は微酔、花は半開

何事についても、十分に満たされ、その上になにもつけくわえることができないという状態は、心配のはじまりといえます。古人もこういっています。

「酒はほろ酔《よ》いに飲み、花は半開《はんかい》に見るのがよい」

この言葉はたいへんうまくいったものです。酒をたくさん飲めば、からだを悪くします。少量を飲んで物足《ものた》らないほどが、楽しみもあって、あとで心配もないものです。花が満開《まんかい》になると、花の盛《さか》りがすぎて花心がなく、まもなく散ってしまいます。花は半開のときが盛りであると、古人はいっています。

万《よろず》の事十分に満《みち》て、其上にくはへがたきは、うれひの本なり。古人の曰《いわく》、酒は微酔《びすい》にのみ、花は半開に見る。此言《げん》むべなるかな。酒十分にのめばやぶらる。少《すこし》のんで不足なるは、楽みて後のうれひなし。花十分に開けば、盛過《さかりすぎ》て精神なく、やがてちりやすし。花のいまだひらかざるが盛《さかり》なりと、古人いへり。

◆十分に満たされた状態ではなく、少し物足りないくらいの状態がよいということである。十分に満たされた状態をもとめてはいけないのである。

半開《はんかい》 花が開きかけているところ。

わずかなあいだの我慢

一時の浮《うわ》ついた気分をそのまま好き放題《ほうだい》にすると、一生の持病になったり、あるいは即時《そくじ》に命をあやうくしたりすることになります。大きな不幸は、ほんのわずかなあいだ我慢《がまん》しないことから起こるものです。おそろしいことです。

一時の浮気《うわき》をほしゐ《い》まゝにすれば、一生の持病となり、或《あるいは》即時に命あやうき《ふ》事あり。莫大《ばくだい》の禍はしばしの間《あいだ》こらえ《へ》ざるにおこる。おそるべし。

過不足のない「中」を守る

養生《ようじょう》の道は、「中《ちゅう》」を守ることが大切です。中を守るというのは、過不足のないことをいいます。食事は空腹《くうふく》をなくす程度でやめておくのがよいのです。誤《あやま》って好きなだけ食べてはいけません。これが中を守るということです。物事はこのようにあるべきでしょう。

養生の道は、中を守るべし。中を守るとは過不及《かふきゅう》なきを云《いう》。食物はうゑを助くるまでにてやむべし。過《あやまっ》てほしゐま《い》ゝなるべからず。是《これ》中を守るなり。物ごとにかくの如くなるべし。

心はいつもゆったりと

心はいつもゆったりと静かで、せかせかしないで平穏《へいおん》にたもっているのがよいのです。とくにしゃべるときには物静《ものしず》かにして口数を少なくし、余計なことはいってはいけません。これが気を養うもっともよい方法なのです。

心をつねに従容《しょうよう》としづかにせはしからず、和平なるべし。言語はことにしづかにしてすくなくし、無用の事いふべからず。是尤《これもっとも》気を養ふ良法《りょうほう》也。

客になったら長居は禁物

客になって昼間からよその家にいったら、夕暮れにならないうちに帰るようにしましょう。夜まで語りつづけると、主人も客も疲労《ひろう》します。長居《ながい》は禁物《きんもつ》です。

客《きゃく》となって昼より他席にあらば、薄暮《はくぼ》より前に帰るべし。夜までかたれば主客《しゅかく》ともに労す。久しく滞座《たいざ》すべからず。

どんな病気も気から生じる

『素問《そもん》』という医書にこう書かれています。

「怒《いか》ると気が上《のぼ》る。喜ぶと気が緩《ゆる》まる。悲しむと気が消える。恐《おそ》れると気がめぐらず。寒いと気が閉《と》じる。暑いと気がもれる。驚《おどろ》くと気が乱れる。労すると気がへる。憂《うれ》い思うと気が結《むす》ばれる」

どんな病気もみな気から生じます。病気というのは、文字どおり気を病《や》むこと

『素問《そもん》』
中国最古の医書。陰陽五行、鍼灸、脈などについて、黄帝とその臣の名医岐伯との問答体で書かれている。『黄帝素問』ともいう。

です。ですから、養生の道は気を調《ととの》えることにあります。調えるというのは、気をやわらげ平《たい》らかにすることです。とにかく気を養う道は、気をへらさないことと、気をふさがないことです。気をやわらげて平らかにすると、この二つの心配はなくなるでしょう。

素問《そもん》に、怒《いか》れば気上《のぼ》る。喜《よろこ》べば気緩《ゆる》まる。悲《かなし》めば気消ゆ。恐《おそ》るれば気めぐらず。寒《さむ》ければ気とづ。暑《あつ》ければ気泄《も》る。驚《おどろ》けば気乱る。労《ろう》すれば気へる。思へば気結《むすぼお》るといへり。百病は皆気より生ず。病とは気やむ也。故に養生の道は気を調《ととのう》るにあり。調ふるは気を和らぎ、平《たいらか》にする也。凡《およそ》気を養ふの道は、気をへらさゞると、ふさがざるにあり。気を和らげ、平《たいらか》にすれば、此二《ふたつ》のうれひなし。

丹田に気を集中させる

臍《へそ》の下から三寸を丹田《たんでん》といいます。腎臓《じんぞう》の動気といわれるものはここにあります。『難経《なんけい》』という医書にこう書かれています。

三寸 約九センチ。

丹田《たんでん》 臍（へそ）より少し下あたりをいう。全身の精気が集まるところとされる。

「臍下腎間《せいかじんかん》の動気は、人の生命なり。十二経《けい》の根本なり」

ここが人の生命の根本がある場所です。気を養う術は、つねに腰を正しくすえて真気を丹田《たんでん》に集中させ、呼吸《こきゅう》を静めて荒《あら》くせず、事にあたっては、胸の中から何度も軽く気を口に吐《は》きだして、胸中に気を集めないで、丹田に気を集めるようにするのです。こうすれば、気はのぼらないし、胸は騒《さわ》がず、からだに力が養われます。

身分の尊い人にものをいうときも、大事変にのぞんであわただしいときも、このようにするのがよいのです。やむなく人と論争しなければならないときでも、そうすれば、怒りすぎて気をそこなったり、軽々しくなったりせず、間違いが生じません。芸術家が芸術にはげむときにも、武士が槍《やり》・刀をつかって敵と戦うときにも、みなこの方法を主としなければなりません。これは事にはげみ、気を養うために役立つ術（方法）なのです。

技術・技能を行なう人、とくに武士はこの方法を知らなくてはなりません。また、道士《どうし》が気を養い、僧が座禅《ざぜん》するのも、みな真気を臍の下に集中する方法です。これが主静の工夫であり、かれらの秘訣なのです。

『難経《なんけい》』 中国、名医・秦越人の撰になる医書。

十二経《けい》 鍼灸で、経穴を系統的に連ねた十二の線。経穴とはそこに鍼灸をすると効果のあるからだの部分。ツボ。

臍下《せいか》三寸を丹田《たんでん》と云《いう》。腎間《じんかん》の動気こゝにあり。難経《なんけい》に、臍下腎間ノ動気者ハ人之生命也。十二経《けい》の根本也といへり。是《これ》人身の命根《めいこん》のある所也。養気の術つねに腰を正しくすゑ、真気を丹田《たんでん》にお《を》さめあつめ、呼吸《こきゅう》をしづめてあらくせず、事にあたつては、胸中より微気をしば〱口に吐《は》き出して、胸中に気をあつめずして、丹田に気をあつむべし。如レ此すれば気のぼらず、むねさは《わ》がずして身に力あり。貴人に対して物をいふにも、大事の変にのぞみ、いそがはしき時も、如レ此すべし。もしやむ事を得ずして、人と是非を論ずとも、怒気にやぶられず、浮気《うわき》ならずしてあやまりなし。或《あるいは》芸術をつとめ、武人の槍《やり》太刀をつかひ、敵と戦ふにも、皆此《この》法を主とすべし。是《これ》事をつとめ、気を養ふに益ある術なり。凡《およそ》技術《ぎじゅつ》を行なふ者、殊に武人は此法をしらずんばあるべからず。又、道士《どうし》の気を養ひ、比丘《びく》の坐禅《ざぜん》するも、皆真気を臍下《せいか》にお《を》さむる法なり。是主静《しゅせい》の工夫《くふう》、術者の秘訣《ひけつ》なり。

七情を戒める

七情とは、喜《き》・怒《ど》・哀《あい》・楽《らく》・愛《あい》・悪《お》・欲《よく》のことです。ただし、医家では、七情を喜《き》・怒《ど》・憂《ゆう》・思《し》・悲《ひ》・恐《きょう》・驚《きょう》としています。また、六欲というものがあります。これは耳・目・口・鼻・身・意の欲のことです。

七情のなかで、怒と欲の二つは、もっとも徳をきずつけ、生をそこなうものです。怒りをおさえて、欲を我慢《がまん》することは『易経』でも戒《いまし》めとしています。

怒りは陽に属します。火が燃えるようなものです。人の心を乱して元気をそこなうのは怒りです。だからこれをおさえて忍ばなければなりません。

欲は陰に属します。水が深いようなものです。人の心を溺《おぼ》れさせて元気をへらすのは欲なのです。心して防《ふせ》がなければなりません。

七情は喜怒哀楽愛悪慾《きどあいらくあいおよく》也。医家にては、喜怒憂思悲恐驚《きどゆうしひきょうきょう》と云《いう》。又、六慾あり、耳目口鼻身意《じもくこうびしんい》の慾也。七情の内、怒《ど》と慾との二、尤《もっとも》徳をやぶり、生をそこなふ。忿《いかり》を懲《こら》し、慾を窒《ふさ》ぐは易《えき》の戒《いましめ》なり。忿《いかり》は陽《よう》に属《ぞく》す。火のもゆるが如し。人の心を乱し、元気をそこなふは忿《いかり》なり。おさえ《へ》て忍ぶべし。慾《よく》は陰《いん》に属す。水の深きが如し。人の心をおぼらし、元気をへらすは慾也。思ひてふさぐべし。

『易経』 中国、唐代の占いの書。五経の一つ。

◆さまざまな感情のなかで、とくに怒と欲を制しなければならないと説く。この二つが人の心を大きく乱すのである。怒と欲を制することについては107頁などでくり返し述べられている。

十二少を守る

養生《ようじょう》の要訣《ようけつ》が一つあります。要訣とは、もっとも大切な口伝《くちづた》えにさずける奥義《おうぎ》のことです。養生を志す人は、これを覚えて実践しなければなりません。

その要訣というのは、「少」の一字です。少とは、万事をみなひかえめにして、過度《かど》にしないことをいいます。すべてつつましく、いわば欲を少なくすることです。欲とは、耳・目・口・からだが、むさぼり好むものをいいます。たとえば、酒食を好み、色を好むといった具合です。とかく欲深いのを重ねていくと、からだをそこなって命をうしなうことになります。欲を少なくすれば、からだが養われ、命がのびることになります。

欲を少なくするには項目が十二あります。それは「十二少《しょう》」と名づけられています。この十二少をかならず守らなければなりません。

これは、食事を少なくする。飲み物を少なくする。五味の味つけを少なくする。色欲を少なくする。口数を少なくする。事《やること》を少なくする。怒りを少なくする。憂《うれ》いを少なくする。悲しみを少なくする。思い（悩み）を少なくする。横になるのを少なくすることです。こうしてなんでもひかえめにすると、元気はへら

十二少《しょう》
『千金方』には、思・念・欲・事・語・笑・愁・楽・喜・怒・好・悪の十二項目あるが、益軒は、十一のみとり上げている。

ないで脾臓《ひぞう》・腎臓《じんぞう》をそこなうことはありません。これが寿命をたもつ道なのです。

　十二にかぎらず、なにごとも身の行ないと欲を少なくするのがよいのです。一度に気を多くつかいすぎ、心を多くつかいすぎると、気がへって病気になり、命が短くなります。数多く、幅を広げてつかってはいけません。数を少なくして、幅がせまいほうがよいのです。

　孫思邈《そんしばく》の『千金方《せんきんほう》』にも養生の「十二少」があります。その意味は同じですが、項目は同じではありません。右に書いた「十二少」は、いまの時代にふさわしいものにしてあります。

養生の要訣《ようけつ》一あり。要訣とはかんようなる口伝《くでん》也。養生に志あらん人は、是をしりて守るべし。其《その》要訣は少の一字なり。少とは万《よろず》の事皆すくなくして多くせざるを云《いう》。すべてつつまやかに、いはゞ、慾《よく》をすくなくするを云《いう》。慾とは、耳目口体のむさぼりこのむを云《いう》。酒食をこのみ、好色をこのむの類也。およそ慾多《よくおお》きのつもりは、身をそこなひ命を失なふ。慾をすくなくすれば、身をやしなひ命をのぶ。慾をすくなくするに、その目録十二あり。十二少《しょう》と名づく。必《かならず》是を守るべ

孫思邈《そんしばく》 中国、唐の医者。著名な医薬学者。

『千金方《せんきんほう》』 唐の医者孫思邈《そんしばく》の撰になる医学全書。『千金要方』とも。日本には奈良時代に伝来し、活用された。

し。食を少《すくな》くし、飲《のむ》ものを少《すくな》くし、五味の偏《へん》を少くし、色慾を少くし、言語を少くし、事を少くし、怒《いかり》を少くし、憂《うれい》を少くし、悲《かなしみ》を少くし、思《おもい》を少くし、臥《ふす》事を少くすべし。かやうに事ごとに少《すくなく》すれば、元気へらず、脾腎《ひじん》損ぜず。是寿《じゅ》をたもつの道なり。十二にかぎらず、何事も身のわざと欲《よく》とをすくなくすべし。一時に気を多く用ひ過し、心を多く用ひ過さば、元気へり、病となりて命みじかし。物ごとに数多くはゞ広く用ゆべからず。数すくなく、はゞせばきがよし。孫思邈《そんしばく》が千金方にも、養生の十二少《しょう》をいへり。其意同じ。目録は是と同じからず。右にいへる十二少は、今の時宜《じぎ》にかなへるなり。

気を養う方法

気を平静《へいせい》にして荒《あら》くしてはいけません。静かにして、むやみに動かしてはいけません。ゆっくりとして、急《きゅう》なのはいけません。口数を少なくして、気を動揺させてはいけません。いつも気を臍《へそ》の下に集めて、胸に上《のぼ》らせてはいけません。これもまた気を養う方法です。

気を和平《わへい》にし、あらくすべからず。しづかにして、みだりにうごかすべからず。ゆるやかにして、急なるべからず。言語をすくなくして、気をうごかすべからず。つねに気を臍《ほぞ》の下におさめて、むねにのぼらしむべからず。是《これ》気を養ふ法なり。

気を循環させる

古人は詠歌《えいか》や舞踏《ぶとう》をして血脈《けつみゃく》を養いました。詠歌は歌をうたうことだし、舞踏は手で舞《ま》い、足で踏《ふ》むものです。みな心をやわらげ、からだを動かし、気を循環《じゅんかん》させて、からだを養います。まさに養生の道です。いまの時代でいうと、導引《どういん》や按摩《あんま》をして気を循環させるようなものです。

古人は、詠歌舞踏《ぶとう》して血脈を養ふ。詠歌はうたふ也。舞踏は手のまひ足のふむ也。皆心を和らげ、身をうごかし、気をめぐらし、体をやしなふ。養生の道なり。

◆適度にからだを動かす。そうすることによって、気の循環をよくするということであろう。

今導引按摩《どういんあんま》して気をめぐらすがごとし。

養生の四寡

思いを少なくして神《しん》（心）を養い、欲を少なくして精《たましい》を養い、飲食を少なくして胃を養い、言葉を少なくして気を養いましょう。これが養生《ようじょう》の四寡《しか》というものです。

おもひをすくなくして神《しん》を養ひ、慾《よく》をすくなくして精を養ひ、飲食《いんしょく》をすくなくして胃《い》を養ひ、言をすくなくして気を養ふべし。是《これ》養生の四寡《しか》なり。

何事も長くやりすぎない

長いあいだ歩き、長いあいだ座《すわ》り、長いあいだ立ち、長いあいだ横になり、長

寡《か》
寡という字は少ないという意。

◆同じことを長くやりつづけてはならないと説く。また、なにもしないでいるのも害になるという。

いあいだ語りつづけてはいけません。これは長いあいだの動きで気がへるからです。また、長いあいだなにもせずにぶらぶら暮らすと気がふさがります。気がへることと、ふさがることは、ともにからだの害となります。

久しく行き、久しく坐し、久しく立《たち》、久しく臥《ふ》し、久しく語るべからず。是《これ》労動ひさしければ気へる。又、安逸《あんいつ》ひさしければ気ふさがる。気へるとふさがるとは、ともに身の害となる。

養生の四要

養生の四要は、怒らず、心配を少なくし、口数を少なくし、欲を好むのを少なくすることです。

養生の四要は、暴怒《ぼうど》をさり、思慮《しりょ》をすくなくし、言語をすくなくし、嗜慾《しよく》をすくなくすべし。

呼吸の方法

呼吸《こきゅう》というのは、人の鼻からいつも出入りする息のことです。呼《こ》は出る息で、からだの中にある気を吐《は》き出すものです。吸《きゅう》は入る息で、外気を吸うものです。呼吸は人の生気です。呼吸がなくなると人は死にます。人の体内にある気は天地の気と同じであって、内と外であい通じています。人が天地の気の中にいるのは、魚が水中にいるようなものです。魚の腹中の水も、外の水と出入りしているので同じなのです。

人の体内にある気も、天地に満ちている気と同じです。ですが、体内の気は内臓にあるので、古くなってよごれています。天地の気は新鮮で清らかです。ですから、ときどき鼻から外気をたくさん吸いこむとよいのです。吸いこんだ気が体内にいっぱいたまったら、口から少しずつ静かに吐き出すことです。乱暴《らんぼう》に早く吐き出してはいけません。これは古くなってよごれた気を吐き出して新鮮な清らかな気を吸いこむものです。つまり、新しい気と古い気との交換です。

これを行なうときは、姿勢を正しくして仰向《あおむ》けに寝て、足をのばし、目を閉じて、手をしっかり握り、両足を五寸くらい開いて、両ひじとからだとの間隔《かんかく》も同じく五寸くらいになるようにします。
一昼夜のあいだに一、二度行なうようにします。長いあいだ行なえば効果があらわれるでしょう。気を落ちつけて行なわなければなりません。

呼吸《こきゅう》は人の鼻《はな》よりつねに出入る息《いき》也。呼《こ》は出る息也。内気をはく也。吸《きゅう》は入る息なり。外気をすふ也。呼吸は人の生気也。呼吸なければ死す。人の腹の気は天地の気と同《おな》じくして、内外相通ず。人の天地の気の中にあるは、魚の水中にあるが如し。魚の腹中の水も外の水と出入して、同じ人の腹中にある気も天地の気と同じ。されども腹中の気は臓腑《ぞうふ》にありて、ふるくけがる。天地の気は新くして清し。時々鼻《はな》より外気を多く吸入《すいいる》べし。吸入《すいいる》ところの気、腹中に多くたまりたるとき、口中より少《すこし》づつしづかに吐き出すべし。あらく早くはき出すべからず。是ふるくけがれたる気をはき出して、新しき清き気を吸入《すいいる》る也。新《あたらしき》とふるきと、かゆ《ふ》る也。是を行なふ時、身を正しく仰ぎ、足をのべふし、目《め》をふさぎ、手をにぎりかため、両足の間、去事《さること》五寸、両ひぢと体との間も、相去《さる》事おの〱五寸なるべし。一日一夜の間、一両度行ふべし。久《ひさしく》してしるしを見るべし。気を安和にして行ふべし。

五寸　約十五センチ。

◆心をおちつけ、深く、ゆっくりと呼吸をする。呼吸も大事な養生法ということであろう。

『千金方』の呼吸法

『千金方《せんきんほう》』にこう書かれています。

「いつも鼻から清らかな気を吸いこんで、口からよごれた気を吐《は》き出す。入る量を多くし、出す量を少なくする。出すときは口をほそく開いて少しずつ吐くようにする」

千金方に、常に鼻《はな》より清気を引入《ひきい》れ、口より濁気を吐出《はきだ》す。入《いる》る事多く出す事すくなくす。出す時は口をほそくひらきて少吐《すこしはく》べし。

ふだんの呼吸はゆっくりと

ふだんの呼吸はゆっくりとして、深く丹田《たんでん》に入れるようにします。急なのはいけません。

『千金方《せんきんほう》』 唐の医者孫思邈《そんしばく》の撰になる医学全書。『千金要方』とも。日本には奈良時代に伝来し、活用された。

丹田《たんでん》 臍（へそ）より少し下あたりをいう。全身の精気が集まるところとされる。

常の呼吸のいきは、ゆるやかにして、深く丹田に入《いる》べし。急なるべからず。

調息の法

調息《ちょうそく》の法とは、呼吸を整《ととの》えて静かにしていると、息がだんだんと小さくなっていくというものです。これを長くつづけていると、鼻の中に息がないかのようになるのです。ただ臍《へそ》の上からかすかな息が行き来していることを感じるようになります。こうすると神気（精神）が安定します。これが気を養う術なのです。呼吸は、全身の気が出入りする道路です。息を荒くしてはいけません。

調息《ちょうそく》の法、呼吸《こきゅう》をとゝのへ、しづかにすれば、息やうやく微《び》也。弥《いよいよ》久しければ、後は鼻中に全く気息なきが如し。只臍《ほぞ》の上より微息往来する事をおぼゆ。如レ此すれば神気《しんき》定まる。是《これ》気を養ふ術なり。呼吸は一身の気の出入する道路也。あらくすべからず。

心の養生とからだの養生は一つの術

養生《ようじょう》の術《じゅつ》は、まず心法をよく慎《つつし》んで守らなければ、行なうことができないものです。心を静かにしておちつけ、怒《いか》りをおさえて欲を少なくし、いつも楽しんで心配をしないようにします。これが養生の術で、心を守る道でもあります。心法を守らなければ、養生の術を行なうことはできません。ですから、心を養う工夫と、からだを養う工夫とは、二つの別の術ではなく、一つの術なのです。

養生の術、まづ心法をよくつゝしみ守らざれば、行はれがたし。心を静《しずか》にしてさは《わ》がしからず、いかりをおさえ慾《よく》をすくなくして、つねに楽んでうれへず。是《これ》養生の術にて、心を守る道なり。心法を守らざれば、養生の術行はれず。故に心を養ひ身を養ふの工夫二なし、一術なり。

心法
心を修練する法。

夜更かしは禁物

夜に書物を読んだり、人と語ったりするのは、三更《さんこう》を限度にしましょう。一夜を五更《ごこう》に分けた場合、三更はわが国の時鼓《じこ》の四つ半すぎから九つのあいだくらいです。深更《しんこう》まで眠らないでいると、高ぶって精神が鎮《しず》まらないものです。

夜《よる》書をよみ、人とかたるに三更《さんこう》をかぎりとすべし。一夜を五更にわかつに、三更は国俗の時鼓《じこ》の四《よっ》半過《すぎ》、九《ここのつ》の間なるべし。深更《しんこう》までねぶらざれば、精神しづまらず。

外部の環境を清潔にする

外部の環境が清潔《せいけつ》であると、中もこれにふれておのずから清くなるものです。外部から内部を養うという道理です。ですから居間《いま》はいつも塵《ちり》や埃《ほこり》をとり除いて、前庭も使用人に命じて毎日きれいに掃《は》かせるとよいでしょう。

三更《さんこう》 一夜を五等分した第三の時刻。現在の時刻で、夏は午後十一時前ごろから零時三〇分ごろまで、冬は午後十時二〇分ごろから零時五〇分ごろまで。

五更《ごこう》 一夜を五分した時刻の名称。

時鼓《じこ》 時刻を知らせる鐘。

自分でも、ときどき机の上の埃をはらい、庭に出てほうきをもって塵を掃くとよいでしょう。心を清らかにすることができ、からだを動かすことにもなり、これらはみな養生の補助となるのです。

外境いさぎよければ、中心も亦是にふれて清くなる。外より内を養ふ理あり。故に居室《きよしつ》は常に塵埃《じんあい》をはらひ、前庭も家僕に命《めい》じて、日々いさぎよく掃《はら》はしむべし。みづからも時時几上《きじょう》の埃《ほこり》をはらひ、庭に下りて、箒《ほうき》をとりて塵《ちり》をはらふべし。心をきよくし身をうごかす、皆養生の助《たすけ》なり。

◆周囲の環境をきれいにする。自らからだを動かし掃除をすることもまた養生になるという。掃除によって、心もからだもきれいにすることができるのだろう。

『養生訓』に学び、自らを振り返る

総論上につづき、さまざまな欲をへらし、欲を制することをくり返し説いている。そしてからだを休ませず、動かすことが大事であることを説く。ただし、からだを動かすといっても、動きつづけるのではなく、ときには静かに、ときには動くようにする。長いあいだ座りつづけるなど、何事も長時間やりつづけることを戒めている。現代社会、長時間パソコンにむかって作業をすることも少なくないだろう。何事も長時間は禁物。ふだんから意識するとよいだろう。

益軒は、心の養生について強調している。心を楽しませることが気を養うことになるという。仕事に忙殺されてはいないだろうか。「忙中閑あり」、忙しい合間、少しの時間のなかに心の楽しみを見つける。それが養生となるのである。自身の生活を振り返り、実践したいことである。

また、呼吸法にも触れているが、呼吸を整えることも心身の健康をたもつうえで大切。ときには心を落ち着かせ、ゆっくりと深呼吸してみる。そうすれば、くり返し述べられている「怒」と「欲」をおさえることにもつながるのではないだろうか。

3

巻第三　飲食　上

飲食 上

飲食は生命を養う養分

人のからだは元気を天地から受けてできたものですが、飲食の養分がないと、元気は飢《う》えてなくなり、生命をたもつことはできません。元気は生命の根源《こんげん》です。飲食は生命を養う養分です。ですから、飲食の養分は人生を送るうえで毎日欠かすことのできない大切なもので、半日でもなくてはならないのです。

とはいうものの、飲食は同時に人の大欲で、口や腹が好むところです。好みにまかせてかって気ままにすると、節度《せつど》をこして、かならず脾胃《ひい》を傷《きず》つけて、さまざまな病気をひき起こし、命をうしなうことになります。

五臓《ごぞう》が形成されるのは、はじめは腎臓《じんぞう》からです。できあがってしまったあとは脾胃が五臓の中心になります。飲食すると脾胃がまずこれを受けて消化し、その養液を内臓に送り出します。

◆「飲食」は上と下の二巻に分けて述べられている。その冒頭部分である。飲食は人間が生きていくうえで欠かすことのできないものであるが、度をこすと胃腸を傷つけることになる。飲食の節度を守り、胃腸を整えることが大事であると説く。

脾胃《ひい》
脾臓と胃腸。消化器系の内臓。

五臓《ごぞう》
漢方で、体内にある五つの臓器をいう。心臓、肝臓、肺臓、腎臓、脾臓の称。

内臓が脾胃に養われることは、草木が土気によって成長するようなものです。ですから、養生《ようじょう》の道は、まず脾胃を調《ととの》えることが大事なのです。脾胃を調えることは、人のからだにおける第一の保養です。古人も「飲食の節度をわきまえてそのからだを養う」といっています。

人の身は元気を天地にうけて生ずれ共、飲食《いんしょく》の養《やしない》なければ、元気うゑて命をたもちがたし。元気は生命の本《もと》也。飲食は生命の養《やしない》也。此故に、飲食の養は人生日用専一《せんいつ》の補《おぎない》にて、半日もかきがたし。然れ共、飲食は人の大欲にして、口腹の好む処也。其このめるにまかせ、ほしゐ《い》まゝにすれば、節に過《すぎ》て必《かならず》脾胃《ひい》をやぶり、諸病を生じ、命を失なふ。五臓《ごぞう》の初《はじめ》て生ずるは、腎《じん》を以《もつて》本とす。生じて後は脾胃《ひい》を以《もつて》五臓の本とす。飲食すれば、脾胃まづ是《これ》をうけて消化し、其精《せい》液《えき》を臓腑《ぞうふ》におくる。臓腑《ぞうふ》の脾胃の養をうくる事、草木の土気によりて生長するが如し。是を以《もつて》養生の道は、先《まず》脾胃を調《ととのう》るを要とす。脾胃を調るは、人身第一の保養也。古人も飲食を節にして、その身を養ふといへり。

口からの出し入れに注意

人は毎日飲食しないことがありません。いつも慎《つつし》んで欲を我慢《がまん》しなければ、度をすごして病気になります。古人はこういっています。

「禍《わざわい》は口より出《い》で、病は口より入る」

口からの出し入れには、つねに注意しましょう。

人生日々に飲食せざる事なし。常につゝしみて欲をこらへざれば、過《すぎ》やすくして病を生ず。古人、禍は口よりいで、病は口より入《いる》といへり。口の出しいれ常に慎《つつし》むべし。

聖人の飲食法は養生の要点

『論語』の「郷党篇《きょうとうへん》」に書かれた、聖人《せいじん》（孔子）の飲食法は養生《ようじょう》の要点です。聖人が病気に用心されたことは、このようであったのです。養生法として手本とするべきでしょう。

論語《ろんご》、郷党篇に記せし聖人《せいじん》の飲食の法、是《これ》養生の要なり。聖人の疾《やまい》を慎《つつし》み給ふ事かくの如し。法とすべし。

※『論語』郷党篇の孔子の飲食法（一部抜粋）

飯が暑さですえて味の悪くなったもの、魚の傷んだもの、肉の腐ったものは食べない。色の悪くなったものは食べない。においの悪くなったものは食べない。煮かたのよくないものは食べない。季節はずれのものは食べない。切りかたの正しくないものは食べない。肉は適当なつけ汁がないと食べない。肉は多く食べても飯の気に勝たせないようにする。酒は決まった分量はないが、適当にして乱れるところまではいかない。

『論語』の郷党篇に書かれた〜

『論語』の郷党篇にはつぎのようにある。

「食《いい》は精《しらげ》を厭《いと》わず、膾《なます》は細きを厭わず。食《いい》の饐《い》して餲《あい》させると魚の餒《あさ》れて肉の敗《やぶ》れたるは食《く》らわず。色の悪《あ》しきは食らわず。臭《におい》の悪しきは食らわず。飪《じん》を失えるは食らわず。時ならざるは食らわず。割《きりめ》正しからざれば食らわず。その醤《しょう》を得ざれば食らわず。肉は多しと雖も、食《し》の気に勝たしめず。唯《た》だ酒は量なく、乱に及ばず」

あっさりした薄味のものを好む

すべての食事はあっさりした薄味《うすあじ》のものを好むのがよいのです。しつこくて脂《あぶら》っぽいものをたくさん食べてはいけません。生《なま》ものや冷《ひ》えたもの、そしてかたいものは禁物です。吸物は一椀《ひとわん》でよく、肉も一品でよいのです。副食は、一、二品にとどめておきます。肉を二種類同時に食べるのはよくありません。

また、肉をたくさん食べてはいけません。生肉をつづけて食べてはいけません。胃に滞《とどこお》りやすいからです。吸物に肉を入れたら、副食には肉類をそえないほうがよいでしょう。

凡《すべて》の食、淡薄《たんぱく》なる物を好むべし。肥濃油膩《ひのうゆに》の物多く食ふべからず。生冷堅硬《けんこう》なる物を禁ずべし。あつ物、只一によろし。肉も一品なるべし。飣《さい》は一二品に止まるべし。肉を二《ふたつ》かさぬべからず。又、肉多くくらふべからず。生肉をつゞけて食ふべからず、滞《とどこお》りやすし。羹《あつもの》に肉あらば、飣《さい》には肉なきが宜し。

◆脂っこいものや肉の食べすぎに注意せよと説く。益軒の時代よりも現代のほうがより注意しなければならないことであろう。

飲食の欲に克つ

飲食は飢渇《きかつ》の感じをいやすためにするのですから、飢渇の感じがなくなれば、そのうえは欲ばってほしいままに飲食してはいけません。飲食の欲を制限しない人は、義理を忘れるものです。いわゆる口腹《こうふく》の人といわれ、いやしまれることになります。

食べすぎたといって薬を用いて消化させると、胃の気は薬の力に強く作用されて、生来の気のはたらきをそこなってしまいます。注意しなければなりません。飲食をするときには、よく考えて節度《せつど》を守ることです。好物で、おいしいものに出あったら、まず用心して、度がすぎることをおそれて、ほしいままにしないことです。

精神力をつかわないと欲には克《か》てないものです。欲に克つには、「剛《ごう》」の一字をもって対処《たいしょ》することです。病気をおそれるには「怯《つたな》い」のがよいのです。怯いとは、臆病《おくびょう》という意味です。

飲食は飢渇《きかつ》をやめんためなれば、飢渇だにやみなば其上にむさぼらず、ほしゐ《い》

飢渇《きかつ》 飢えとかわき。

まゝにすべからず。飲食の欲を恣《ほしいまま》にする人は義理をわする。是を口腹の人と云《いい》やしむべし。食過《すぎ》たるとて薬を用ひて消化すれば、胃気、薬力のつよきにうたれて、生発の和気をそこなふ。お《を》しむべし。食飲する時思案し、こらへて節にすべし。心に好み、口に快《こころよ》き物にあはゞ、先《まず》心に戒《いまし》めて節に過《すぎ》ん事をおそれて、恣《ほしいまま》にすべからず。心のちからを用ひざれば、欲にかちがたし。欲にかつには剛を以《もって》すべし。病を畏《おそ》るゝには怯《つたな》かるべし。つたなきとは臆病《おくびょう》なるをいへり。

満腹をさけること

珍しいものや、おいしい食べものにむかっても、腹八、九分目でやめておきましょう。腹いっぱい食べると、あとでかならず禍《わざわい》があります。少しのあいだ我慢《がまん》さえすれば、あとで禍は生じません。ほどほどに飲んだり食べたりしておいしさを味わうことができれば、あきるまでたくさん飲んだり食べたりして満腹《まんぷく》になったのと、その楽しみは同じで、しかもあとの禍がありません。何事も十分になると、かならず禍となってかえってくるものです。とくに飲食は満腹になることを

◆何事も十分に満たされた状態になると、それがあとで不幸をまねく。とくに飲食の場合はそうであると説く。

さけなければなりません。また、はじめから慎《つつし》めば、かならずあとの禍はおとずれないものです。

珍美の食に対すとも、八九分にてやむべし。十分に飽《あ》き満《みつ》るは後の禍《わざわい》あり。少《すこし》の間、欲をこらゆれば後《ふ》の禍なし。少《すこし》のみくひて味のよきをしれば、多くのみくひてあきみちたるに其楽《たのしみ》同じく、且《かつ》後の災《わざわい》なし。万《よろず》の事十分にいたれば、必《かならず》わざはひとなる。飲食尤《もっとも》満意をいむべし。又、初に慎めば必《かならず》後の禍《わざわい》なし。

一つの味に偏らない

五味偏勝《ごみへんしょう》とは、一つ味のものに偏《かたよ》って食べすぎることをいいます。甘いものをたくさん食べると、腹がはって痛《いた》みます。辛《から》いものを食べすぎると、気がのぼって気が少なくなり、湿疹《しっしん》ができ、目も悪くなります。

塩からいものをたくさん食べると、血がかわき、のどがかわいて、湯水をいっ

五味《ごみ》 食物の、甘（あまい）、酸（すっぱい）、辛（からい）、苦（にがい）、鹹（しおからい）の総称。

ぱい飲んでしまい、湿疹ができ、脾胃《ひい》を痛めます。

苦《にが》いものをたくさん食べると、脾胃の生気をそこねます。

酸《す》っぱいものをたくさん食べると、気がちぢまります。

五つの味をそなえているものを少しずつ食べれば、病気になりません。いろいろな肉でも、野菜でも、同じものをつづけて食べると、からだに滞《とどこお》って害になります。


五味偏勝とは一味を多く食過《くいすご》すを云《いう》。甘き物多ければ、腹はりいたむ。辛《から》き物過れば、気上《のぼ》りて気へり、瘡《かさ》を生じ、眼あしゝ。鹹《しおはゆ》き物多ければ血かはき《わ》、のんどかはき《わ》、湯水多くのめば湿を生じ、脾胃《ひい》をやぶる。苦《にが》き物多ければ脾胃《ひい》の生気を損ず。酸《す》き物多ければ気ちゞまる。五味をそなへて、少《すこし》づゝ食へば病生ぜず。諸肉《しょにく》も諸菜《しょさい》も同じ物をつゞけて食すれば、滞《とどこお》りて害あり。

脾胃《ひい》 脾臓と胃腸。消化器系の内臓。

◆一つに偏るのはよくない。さまざまなものをバランスよく食べることを勧めたものであろう。

飯の多食に注意する

米の飯は人をよく養いますが、同時によく人を害するものです。ですから、飯はとくに多食をしていけません。いつもちょうどよい分量を決めておきましょう。

飯をたくさん食べると、脾胃《ひい》を傷《いた》め、元気をふさいでしまいます。ほかのものを食べすぎるよりも、飯の食べすぎのほうが消化が悪く、大いに害となります。

客として招《まね》かれた場合、そこの主人がせっかく心をかけて用意してくれたご馳《ち》走《そう》に箸《はし》をつけないと、主人の好意を無にするようで心苦しく思うなら、飯をふだんの半分にして、副食のご馳走を少しずつ食べるとよいでしょう。そうすれば、副食がやや多くても調和がとれて食物に傷《いた》められません。

飯をいつものように食べて、また魚や鳥などの副食の品を多く食べると、かならずからだに障《さわ》ります。ご飯のあとに、茶菓子として糯《もち》や餅《だんご》などを食べたり、後段として麺類《めんるい》などを食べたりすると、満腹となって気をふさぎ、食物のためにからだを傷めることになります。

これは日ごろの分量をすぎたからです。茶菓子や後段はいわゆる予定外の食物です。ですから、少し食べればよいのです。度をすごしてはなりません。もし食

脾胃《ひい》　脾臓と胃腸。消化器系の内臓。

◆食べる分量を調節して、なにかを多く食べるなら、なにかをへらすというように、全体量をふやさないようにと説く。バランスをとることが大切ということであろう。

後段　小麦粉やそば粉を用いてつくった水団《すいとん》やそばなどの軽食。

後に少し食べようと思ったら、あらかじめ飯をへらしておきましょう。

飯はよく人をやしなひ、又よく人を害す。故に飯はことに多食すべからず。常に食して宜しき分量を定むべし。飯を多くくらへば、脾胃《ひい》をやぶり、元気をふさぐ。他の食の過《すぎ》たるより、飯の過《すぎ》たるは消化しがたくして大《おおい》に害あり。客となりて、あるじ心を用ひてまうけたる品味を、箸《はし》を下さゞれば、主人の盛意《せいい》を空《むな》しくするも快《こころよ》からずと思はゞ、飯を常の時より半減《はんげん》して、飣《さい》の品味を少《すこし》づゝ食すべし。如ㇾ此すればさい多けれど食にやぶられず。飯を常の如く食して、又魚鳥などの飣《さい》数品多くくらへば必《かならず》やぶらる。飯後に又茶菓子とて餻《もち》・餌《だんご》などくらひ、或《あるいは》後段とて麪類《めんるい》など食すれば、飽満して気をふさぎ、食にやぶらる。是《これ》常の分量に過れば也。茶菓子、後段は分外の食なり。少食して可也。過すべからず。もし食後に小食せんとおもはゞ、かねて飯を減ずべし。

飲食の人はいやしまれる

飲食のことばかりいっている人は、世間からいやしまれます。それは、孟子がいわれたように「小さなものを養って、大きなものを忘れるためである」からです。口腹の欲にひかれて道理を忘れ、ただ飲んで食べて満腹することばかりを好んでいて、ついには腹がはって痛《いた》み、病気になる。そして、酒に酔《よ》って乱れる。このような人は、もっともいやしむべきでしょう。

飲食《いんしょく》の人は、人これをいやしむ。其《その》小を養つて大をわするゝがためなりと、孟《もう》子《し》ののたまへるごとく、口腹の欲にひかれて道理をわすれ、只《ただ》のみくひ、あきみちん事をこのみて、腹はりいたみ、病となり、酒にゑひて乱に及ぶは、むげにいやしむべし。

孟子
孟子は、中国、戦国時代の思想家。『孟子』（告子章句上）にはつぎのようにある。「其の小を養う者は小人《しょうじん》たり。其の大を養う者は大人《たいじん》たり」（つまらぬ部分（口や腹）ばかりを養う者は小人（つまらぬ人間）となり、大切な部分（精神）を養う者は大人（偉大な人物）となる）

夜食は早めに

夜食をする人は、日が暮れてから早めに食べるのがよいでしょう。夜更《よふ》けになって食べてはいけません。酒食の気がよく循環《じゅんかん》し、消化したあとに寝るのがよいのです。消化しないうちに早く寝ると病気になります。

夜食をしない人も、夕食後に早く寝てはいけません。早く寝ると食の気が滞《とどこお》って病気になります。そもそも夜は活動するときではありません。ですから飲食しないで少し空腹であっても害はありません。もし、やむなく夜食をしなければならないときは、なるべく早めに、しかも少し食べるようにしましょう。

夜酒は飲まないのがよいのですが、もし飲むとしても、夜食と同様、早めに、少し飲むようにしましょう。

夜食する人は、暮《くれ》て後、早く食すべし。深更《しんこう》にいたりて食すべからず。酒食の気よくめぐり、消化して後ふすべし。消化せざる内に早くふせば病となる。夜食せざる人も、晩食の後、早くふすべからず。早くふせば食気とゞこを《ほ》り、病となる。凡《およそ》夜は身をうごかす時にあらず、飲食の養《やしない》を用ひず、少《すこし》うゑても害なし。

夜食
江戸時代の食事は、朝食と夕食の一日二回であった、一日三回の食事は元禄時代から始まったといわれる。

もしやむ事を得ずして夜食すとも、早くして少きに宜し。夜酒はのむべからず。若《もし》のむとも、早くして少《すこし》のむべし。

制限しすぎがちょうどよい

世間では、食を制限しすぎると、栄養が不足して、やせおとろえるといいます。これは養生《ようじょう》を知らない人の言葉です。欲が多いというのは人間の生まれつきなのですから、制限しすぎと思うくらいがちょうどよいのです。

俗のことばに、食をひかへすごせば、養たらずして、やせおとろふと云《いう》。是《これ》養生不レ知人の言也。欲多きは人のむ《う》まれ付《つき》なれば、ひかへ過《すご》すと思ふがよきほどなるべし。

◆人間は欲深いもの。制限しすぎるくらいがちょうどよいのかもしれない。

度をこさないよう慎む

大好物に出あったり、空腹時においしい珍味に出あったりしたとき、品数多く目の前にならべられても、適量をすごさないようかたく慎《つつし》んで、度をこさないようにしなければなりません。

すけ（好）る物にあひ、うゑたる時にあたり、味すぐれて珍美なる食にあひ、其品おほく前につらなるとも、よきほどのかぎりの外は、かたくつゝしみて其節にすぐすべからず。

十分に食べるのは食べすぎ

飲みものや食べものを目の前にすると、つい食べたいという気もちが強くなって、食べすぎても気づかないのは、いわゆる一般の人の習性です。酒・食・茶・湯どれも適量と思う分量よりもひかえて、腹七、八分にして、少し足りないと思われるときに早めにやめるのがよいのです。飲食がすんでから、かならずあとで腹いっぱいになるでしょう。

食べているときに、これで十分だと思うほど食べると、かならずあとで腹がふくれすぎて病気になるでしょう。

飲食《のみくう》ものにむかへば、むさぼりの心すゝみて、多きにすぐる事をおぼえざるは、つねの人のならひ也。酒食茶湯、ともによきほどゝ思ふよりも、ひかえ《へ》て七八分にて猶《なお》も不足と思ふ時、早くやむべし。飲食して後には必《かならず》十分にみつるもの也。食する時十分と思へば、必《かならず》あきみちて分に過《すぎ》て病となる。

腹の中を合戦場としない

酒食をすごして、腹痛になったとき、酒食を消《け》す強い薬をつかわないと酒食を消化できないものです。

これはたとえば、このようなことです。敵軍がわが領内に乱入《らんにゅう》して、危害《きがい》をくわえ、城を攻め破《せやぶ》ろうとしています。そんなときには、こちらからも強い兵を出して防戦し、味方の兵士も大勢《おおぜい》が討《う》ち死にしないと敵に勝つことはできません。

薬をつかって食物を消化させるのは、自分の腹の中を敵味方の合戦場とするようなものです。飲食した酒食が敵と化《か》して、自分の腹を攻め破《やぶ》るだけでなく、自分がつかった強い薬も、みな病気を攻めるから元気もへってしまいます。敵の兵も、味方の兵も、自分の腹の中で入り乱れ、元気をはなはだそこないます。

敵を自分の領内に引きこんで戦うよりは、外で防《ふせ》いで、領内に入らせないようにするほうがよいのです。つまり、酒食をとりすぎないようひかえれば、酒食が敵になることはありません。強い薬をつかって自分の腹の中を敵と味方の合戦場とするのは、胃の気をそこなうもので、そうなっては残念というよりほかにないでしょう。

酒食を過し、たゝりをなすに、酒食を消《け》すつよき薬を用ひざれば、酒食を消化しがたし。たとへば、敵わが領内に乱人し、あだをなして城郭《じょうかく》を攻破《せめやぶ》らんとす。こなたよりも強兵を出して防戦せしめ、わが士卒多く打死《うちじに》せざれば敵にかちがたし。薬を用《もちい》て食を消化するは、是わが腹中を以《もって》敵身方の戦場とする也。飲食する

所の酒食、敵となりて、わが腹中をせめやぶるのみならず、吾が用《もち》る所のつよき薬も、皆病を攻《せむ》れば元気《げんき》もへる。敵兵も身方の兵も、わが腹中に入乱れ戦つて元《げん》気《き》を損じやぶる事甚《はなはだ》し。敵をわが領内に引入《ひきいれ》て戦はんより、外にふせぎて内に入《いら》ざらんにはしかじ。酒食を過《すご》さずしてひかへば、敵とはなるべからず。つよき薬を用《もちい》てわが腹中を敵身方の合戦場とするは、胃の気をそこなひて、うらめし。

食事のときに考える「五思」

食事をするとき、考えなければならない「五思」というものがあります。

一つは、この食はだれからあたえられたのかを思わなければなりません。幼いときには父によって養われ、年が長《ちょう》じてからは殿様からの禄《ろく》を受けます。このことを思い、忘れてはなりません。また、ある場合には、殿様や父ではなく、兄弟や親族、あるいは他人に養われることもあるでしょう。これもまた、その食をあたえてくださった人を思って、その慈愛《じあい》を忘れてはいけません。農工商の自分の力で飲食する人も、国の恩恵《おんけい》を思わなければなりません。

二つは、この食は農民が骨を折《お》ってつくり出したもので、その苦しみを思いやらなければなりません。忘れてはいけません。自分で耕《たがや》さないで、楽にしていながら、その養いを受けるのです。その楽しみを思わなければなりません。

三つは、自分には才能や徳もなく、正しい行ないもなく、殿様をたすけ、人民を治《おさ》める功労《こうろう》もないのに、このようなおいしいものを食べることができるのはとても幸せだと思わなければなりません。

四つは、世間には自分より貧しい人がたくさんいます。そうした人は糟《かす》や糠《ぬか》などの粗末《そまつ》なものでもありがたく食べています。なかには飢《う》え死にする人もいます。自分はおいしいご飯を十分に食べて飢える心配がありません。これは大きな幸福ではありませんか。

五つは、大むかしのことを思うとよいでしょう。大むかしには、まだ五穀はなく、草木の実と根や葉を食べて飢えをまぬがれていました。そののち、ようやく五穀がつくれるようになっても、まだ火を用いて食物を調理する方法を知りませんでした。釜や甑《こしき》もなく、食べものを煮てたべていませんでした。生で噛《か》んで食べたので、味もなく胃腸をそこねたこともあったでしょう。

いまは、白い飯をやわらかく炊《た》いて、十分に食べ、しかも吸物もあり、副食も

五穀 通常、米、麦、キビ、粟、豆の五種類の穀物のことをいうが、諸説ある。

甑《こしき》 むかし、米や豆などを蒸すのに用いた器。鉢形の瓦製で、底に湯気を通すいくつもの小穴をあけ、湯釜にのせて蒸した。

あり、朝夕二回にわたって十分に食べています。そのうえ酒があって心を楽しませ、気と血を補《おぎな》っています。

朝夕に食事をするたびに、この「五思」のなかの一つでも二つでもよいから、かわるがわる思いうかべて忘れないようにしましょう。そうすれば、日々の楽しみも、またそのなかに見つけることができるでしょう。これが私の臆説です。ただここに記《しる》したまでです。僧の家には食事の「五観」というのがありますが、それとは別のものです。

食する時、五思あり。一には、此食の来る所を思ひやるべし。幼《いとけな》くしては父の養《やしない》をうけ、年長じては君恩によれり。是を思《おもい》て忘るべからず。或《あるいは》君父ならずして、兄弟親族他人の養をうくる事あり。是又其食の来る所を思ひて、其めぐみ忘るべからず。農工商のわがちからにはむ者も、其国恩を思ふべし。二には、此食も農夫勤労《きんろう》して作り出せし苦《くるし》みを思ひやるべし。わするべからず。みづから耕さず、安楽にて居ながら、其養をうく。其楽を楽しむべし。三には、われ才徳行《こう》義《ぎ》なく、君を助け、民を治むる功なくして、此美味の養をうくる事、幸《さいわい》甚し。四には、世にわれより貧しき人多し。糟糠《そうこう》《かすとぬか》の食にもあく事なし。或《あるいは》うゑて死する

朝夕二回〜 江戸時代の食事は、朝食と夕食の一日二回であった。一日三回の食事は元禄時代から始まったといわれる。

五観 食事の五観の意。僧が食事どきに起こすべき五つの観念。

◆食事のたびに、自分がおいしいものを十分に食べていることに感謝する。そういった心がけが大切であり、それが心を楽しませることにもなるのだろう。

者あり。われは嘉穀をあくまでくらひ、飢餓《きが》の憂《うれい》なし。是大なる幸にあらずや。五には、上古の時を思ふべし。上古には五穀なくして、草木の実《み》と根葉を食して飢《うえ》をまぬがる。其後、五穀出来ても、いまだ火食をしらず。釜甑《かまこしき》なくして煮食せず、生《なま》にてかみ食はゞ、味なく腸胃をそこなふべし。今白飯をやはらかに煮《に》て、ほしいまゝに食し、又あつものあり、飣《さい》ありて、朝夕食にあけり。且《かつ》、酒醴《れい》ありて心を楽《たの》しましめ、気血を助く。されば朝夕食するごとに、此五思の内、一二なりとも、かはるぐ思ひめぐらして忘るべからず。然らば日々に楽《たのしみ》も亦その中に有べし。是《これ》愚が臆説《おくせつ》なり。妄《みだり》にこゝに記す。僧家には食時の五観あり。是に同じからず。

食べてはいけないもの

すえた臭《にお》いのするご飯、腐《くさ》った魚、ふやけた肉、色のよくないもの、臭いがよくないもの、煮えばなをうしなったものは食べてはいけません。朝夕の食事のほかに、時間外に食べてもいけません。

煮えばな　火を通したばかり。煮立った瞬間。煮えたて。煮調理したて。

また、時期が早すぎて熟していないもの、あるいはまだ成長していないものの根を掘り出して、芽のところを食べることや、時期がすぎて盛《さか》りをうしなったものなどは、みな時ならぬものです。そういうものは食べてはいけません。

これらは『論語』にも書いてあって、聖人《せいじん》（孔子）は決して召し上がりませんでした。聖人は身を慎《つつし》まれて、ひたすら養生《ようじょう》されたのです。手本とするべきでしょう。

また「肉は多く食べても飯の気に勝たせないようにする」とも述べています。肉を多く食べてはいけません。食事はご飯を中心にして、どんな食べものでもご飯より多く食べてはいけません。

飯のすゑ《え》り、魚のあざれ、肉のやぶれたる、色のあしき物、臭《か》のあしき物、にえばなをうしなへる物くらはず。朝夕の食時にあらずんばくらふべからず。又、早くしていまだ熟せず、或《あるいは》いまだ生ぜざる物根《もののね》をほりとりてめだちをくらふの類、又、時過《すぎ》てさかりを失へる物、皆、時ならざる物也。くらふべからず。是《これ》論語にのする処《ところ》、聖人の食し給はざる物なり。聖人身を慎み給ふ、養生の一事なり。法とすべし。又、肉は多けれども、飯の気にかたしめずといへり。肉を多く食ふ

『論語』にも～ 『論語』郷党篇。148頁参照。

べからず。食は飯を本とす。何の食も飯より多かるべからず。

それぞれ食べる理由がある

飲食のうちで、ご飯を十分に食べないと飢《う》えをいやせません。吸物《すいもの》はご飯をやわらげるものです。肉は十分に食べなくても不足はしません。少し食べては食欲を増進《ぞうしん》し、気を養うとよいでしょう。野菜は穀物《こくもつ》や肉類の不足を補《おぎな》って、消化をしやすくします。みな、それぞれを食べる理由があるのです。ですが、食べすぎてはいけないことは、いうまでもありません。

飲食の内、飯は飽《あか》ざれば飢を助けず。あつものは飯を和《か》せんためなり。肉はあかずしても不足なし。少《すこし》くらつて食をすゝめ、気を養ふべし。菜は穀肉の足《た》らざるを助けて消化しやすし。皆その食すべき理あり。然《しかれども》共多かるべからず。

会食での心得

友人たちと会食するとき、おいしいものにむかうと、思わず食べすぎになってしまいがちです。飲食を満足するまで十分にとるのは、不幸のもとになります。「花は半開《はんかい》に見、酒はほろ酔《よ》いに飲む」といったようにするのがよいのです。興《きょう》にのって、戒《いまし》めを忘れてはなりません。自制なく欲のおもむくままにすると、禍《わざわい》となります。楽しみの絶頂《ぜっちょう》は、悲しみのもとになるのです。

交友《こうゆう》と同じく食する時、美饌《びせん》にむかへば食過《すぎ》やすし。飲食十分に満足するは禍《わざわい》の基《もと》なり。花は半開に見、酒は微酔《びすい》にのむといへるが如くすべし。興《きょう》に乗じて戒を忘《わす》るべからず。慾を恣《ほしいまゝ》にすれば禍となる。楽《たのしみ》の極まれるは悲《かなしみ》の基なり。

ものを煮るときには

煮《に》すぎて煮えばなをうしなったものと、生煮えのものを食べてはいけません。

◆楽しみの絶頂に達する前にやめておくということである。むずかしいことかもしれないが、大事なことであろう。

煮えばな
火を通したばかり。煮立った瞬間。煮えたて。調理したて。

魚を煮るときには十分に煮なければいけません。ただし、煮すぎて煮えばなをうしなったものは味もおち、しかも滞《とどこお》りやすいものです。ほどよく煮ることです。

魚を蒸《む》すと長く蒸しても煮えばなをうしないません。魚を煮るときに水を多く入れると味がなくなってしまいます。これは李笠翁《りりゅうおう》の『閑情寓寄《かんじょうぐうき》』という本に書かれています。

煮過《にすご》して飪《にえばな》を失なへる物と、いまだ煮熟《にじゅく》せざる物くらふべからず。魚を煮《に》るに煮ゑ《え》ざるはあしゝ。煮過して飪《にえばな》を失なへるは味なく、つかへやすし。よき程の節あり。魚を蒸《むし》たるは久しくむしても、飪《にえばな》を失なはず。魚をにるに水多きは味なし。此事、李笠翁《りりゅうおう》が閑情寓寄《かんじょうぐうき》にいへり。

調味料をくわえる目的

聖人（孔子）は、食にあった醤《あえしお》がなかったら召《め》し上がらなかったといいます。これが養生《ようじょう》の道というものです。醤というのはひしおのことではなく、食物にく

李笠翁《りりゅうおう》
李漁《りぎょ》。号は笠翁。中国、明末・清初の小説家・随筆家。

『閑情寓寄《かんじょうぐうき》』
李漁（笠翁）が綴った随筆集というべきもの。

ひしお
もとは豆、のちに小麦を主原料とした発酵調味料。現在の味噌・醤油の原形。

わえる調味料のことです。

いまの時代で例をあげると、塩、酒、醤油《しょうゆ》、酢《す》、蓼《たで》、生姜《しょうが》、わさび、胡椒《こしょう》、芥子《からし》、山椒《さんしょう》など、それぞれの料理にあう調味料があります。これらをくわえると、その食物の毒を制することになります。ただその味がよくなるからという目的だけではないのです。

聖人其醤《あえしお》を得ざればくひ給はず。是《これ》養生の道也。醤とはひしほにあらず、其物にくはふべきあはせ物なり。今こゝにていはゞ、塩酒《しおさけ》、醤油、酢《す》、蓼《たで》、生薑《しょうが》、わさび、胡椒《こしょう》、芥子《からし》、山椒《さんしょう》など各《おのおの》其食物に宜しき加《くわ》へ物あり。これをくはふるは其毒を制する也。只《ただ》其味のそなはりてよからん事をこのむにあらず。

新鮮なものを食べる

いろいろな食べものは、みな新鮮《しんせん》な生気のあるものを食べるべきでしょう。古くなって香りも悪く、色つやも味も変わったものは、みな気をふさいで、滞《とどこお》り

蓼《だて》 特有の辛みがあり、食用。刺身のつま、蓼酢にする。

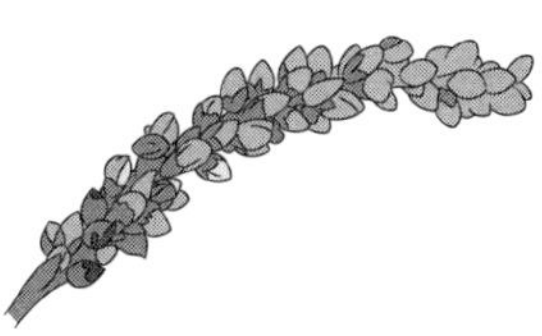

◆新鮮で生気のあるもの、つまり、とれたての旬の食材を食べる。飲食において大事なことであろう。

やすいものです。食べてはいけません。

諸《もろもろ》の食物、皆あたらしき生気ある物をくらふべし。ふるくして臭《か》あしく、色も味もかはりたる物、皆気をふさぎて、とゞこほりやすし。くらふべからず。

好きなものを少しずつ食べる

好きなものは脾胃《ひい》が好むので、からだの補《おぎな》いになります。李笠翁《りりゅうおう》もこういっています。

「生まれつきたいへん好きなものは、薬とするがよい」

これはもっともで、理にかなったことです。ですが、好きなものを好きなまま食べすぎると、かならず傷《きず》ついて、嫌いなものを少し食べるよりも悪くなります。ですから、好きなものを少しずつ食べるようにすると、大いに効果があるでしょう。

脾胃《ひい》　脾臓と胃腸。消化器系の内臓。

李笠翁《りりゅうおう》　李漁《りぎょ》。号は笠翁。中国、明末・清初の小説家。

すけ（好）る物は脾胃《ひい》のこのむ所なれば補となる。李笠翁《りりゆうおう》も本性甚《はなはだ》すける物は、薬にあつべしといへり。尤《もつとも》此理あり。されどすけるまゝに多食すれば、必《かならず》やぶられ、好まざる物を少《すこし》くらふにおとる。好む物を少《すこし》食はゞ益あるべし。

五つのものを好んで食べる

清らかなもの、香りのよいもの、もろくてやわらかいもの、味のかるいもの、性のよいもの、これら五つのものを好んで食べるとよいでしょう。益こそあって損はありません。逆にこれらに反するものは食べてはいけません。このことは中国の書物にも書かれています。

清《きよ》き物、かうばしき物、もろく和《やわら》かなる物、味かろき物、性よき物、此《この》五の物をこのんで食ふべし。益ありて損なし。是に反する物食ふべからず。此事、もろこしの書にも見えたり。

虚弱な人の食事

病気で虚弱《きょじゃく》な人は、いつも魚や鳥の肉をおいしくして、少しずつ食べるとよいでしょう。参芪《じんぎ》で栄養を補《おぎな》うよりもまさっています。

しつのよい生魚をよく煮《に》て、またよくあぶって食べるのもよいでしょう。魚は塩につけて一両日すぎたものがもっともよいのです。長くなったものは味がおちます。しかも体内に滞《とどこお》りやすくなります。生魚の肉を味噌につけたものを焼いたり煮たりして食べるのもよいでしょう。ただし、暑い夏は長くはもちません。

衰弱虚弱《すいびようきよじやく》の人は、つねに魚鳥の肉を味よくして、少《すこし》づゝ食ふべし。参芪《じんぎ》の補にまされり。性よき生魚を烹炙《ほうしや》《ニルアブル》よくすべし。塩つけて一両日過《すぎ》たる尤《もつとも》よし。久しければ味よからず。且《かつ》滞りやすし。生魚の肉豉《みそ》につけたるを炙煮《あぶりに》て食ふもよし。夏月は久しくたもたず。

参芪《じんぎ》 薬用人参。

胃腸の弱い人の食事

胃腸の弱い人は、生魚をあぶって食べるのがよいでしょう。煮たものよりもつかえません。小さな魚は煮て食べるとよいでしょう。大きな生魚は焼いて食べるか、あるいは煎酒《いりざけ》を熱くして、生姜《しょうが》やわさびなどをくわえて、煮汁にひたして食べると害がありません。

脾虚《ひきょ》の人は、生魚をあぶりて食するに宜し。煮《に》たるよりつかへず。小魚は煮て食するに宜し。大なる生魚はあぶりて食ひ、或煎酒《あるいはいりざけ》を熱くして、生薑《しょうが》わさびなど加へ、浸《ひた》し食すれば害なし。

風味が気に入らない食べものは

食べものの風味が自分の気に入らないものは、栄養になりません。かえって害になるくらいです。たとえ自分のために手間《てま》ひまかけてつくってくれた料理でも、

煎酒《いりざけ》 酒を煮つめたもの。酒に鰹節、梅干、砂糖、醤油などを加えて煮つめて濾したもの。

脾虚《ひきょ》 胃腸が弱い、風邪をひきやすい、からだがだるい、息切れがしやすい。

自分が気に入らず、害になると思ったら食べてはいけません。

また、その味が気に入っても、前に食べたものがまだ十分に消化しないで、食欲がなければ食べてはいけません。わざわざ自分のために調理してくれた食事を食べないと悪いと思って食べることはよくありません。そんなときは、そばの使用人などに食べさせると、自分が食べないでも気分は悪くありません。

ほかの人に招かれて宴席にのぞんでも、気のすすまないものは、食べないほうがよいでしょう。また、どんなに味が気に入っても、たくさん食べることがもっとも悪いのです。


食物の気味、わが心にかなはざる物は、養《やしない》とならず。かへつて害となる。たとひ我がために、むつかしくこしらへたる食なりとも、心にかなはずして、害となるべき物は食ふべからず。又、其味は心にかなへり共、前食《ぜんしょく》いまだ消化せずして、食ふ事を好まずば食すべからず。わざとと丶のへて出来たる物をくらはざるも、快《こころよ》からずとて食ふはあし丶。別に使令《しれい》する家僕《かぼく》などにあたへて食はしむれば、我が食せずしても快し。他人の饗席《きょうせき》にありても、心にかなはざる物くらふべからず。又、味《あじ》心にかなへりとて、多く食ふは尤《もっとも》あし丶。

ほんの少しの我慢

飲食をひかえめに我慢《がまん》するといっても、そんなに長いあいだのことではありません。飲食するあいだのわずかな時間に欲を我慢すればよいのです。また、ひかえる分量もそんなに多いわけではありません。ご飯であれば、ほんの二、三口、副食であれば、ほんの一、二片だけで、ほんの少しの欲をこらえて食べなければ害はないのです。酒もまったく同様です。たくさん飲む人でも少し我慢して、酔いすぎにならなければ害はないのです。

凡《およそ》食飲をひかへこらゆ《ふ》る事久《ひさし》き間にあらず。飲食する時須臾《しゆゆ》の間、欲を忍ぶにあり。又、分量は多きにあらず。飯は只二三口、飣《さい》は只一二片、少《すこし》の欲をこらゑ《へ》て食せざれば害なし。酒も亦しかり。多飲の人も少《すこし》こらえ《へ》て、酔過《すご》さゞれば害なし。

◆ほんの少しの我慢が重要であると説く。少しの我慢も積み重ねていくと大きなものとなるだろう。

暴飲暴食が短命を招く

飲食をすごしたり、飲食する時間外に飲食したり、生ものや冷たいもの、性《しょう》が悪くて病気をひき起こすものを食べて、しばしば下痢《げり》をすると、かならず胃の気がへります。これを長期にわたってつづけると、元気が衰《おとろ》えて短命になります。用心しましょう。

酒食を過《すご》し、或は時ならずして飲食し、生冷の物、性《しょう》あしく病をおこす物をくひて、しばゝ泄瀉《せつしや》すれば、必《かならず》胃の気へる。久しくかさなりては、元気衰へて短命なり。つゝしむべし。

食後には少しの運動を

若い人は食後に弓を射《い》たり、鎗《やり》や太刀《たち》の稽古《けいこ》などをしたりして、からだを動かし、よく歩行するとよいでしょう。ただし、からだを動かしすぎてはいけません。

◆動くこと、そして楽な姿勢で座りつづけてはいけないことも、くり返し述べている。

老人も自分の気力・体力に応じて少し運動するとよいでしょう。案《おしまずき》によりかかって、一カ所に長く楽な姿勢で座《すわ》っていてはいけません。それは気と血が滞《とどこお》り、食べたものが消化しにくくなるからです。

わかき人は食後に弓を射《い》、鎗《やり》、太刀を習ひ、身をうごかし、歩行すべし。労動を過《すご》すべからず。老人も其気体に応じ、少《すこし》労動すべし。案《おしまずき》によりかゝり、一処に久しく安坐すべからず。気血を滞らしめ、飲食消化しがたし。

少し食べて美味を味わう

肉は一きれ食べても、果物は一つぶ食べても、味わうという点では、肉を十きれ食べても、果物を百つぶ食べても同じことです。たくさん食べて胃をそこねるより、少しを食べて、その美味を知り、からだに害がないほうがすぐれているのです。

案《おしまずき》　脇息。座ったときに肘をかけ、からだを安楽に支えるもの。ひじかけ。

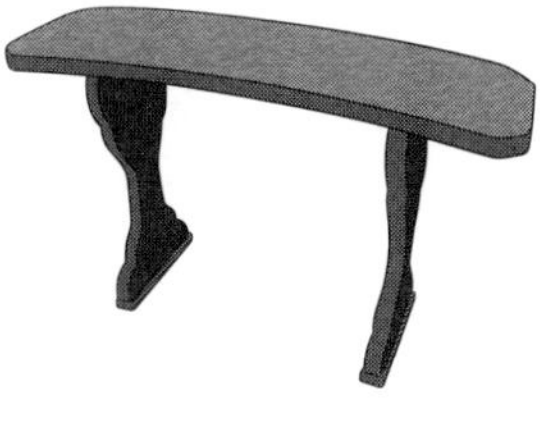

◆多くを食べず、少しを食べて、その味をしっかりと味わうということであろう。

肉は一臠《いちらん》《キレ》を食し、菓《くだもの》は一顆《ひとつぶ》を食しても、味をしる事は肉十臠《らん》を食し、菓《くだもの》百《ひやく》顆《つぶ》を食したると同じ。多くくひて胃をやぶらんより、少《すこし》くひて其味をしり、身に害なきがまされり。

清らかな水を選ぶこと

水は清らかで甘《あま》いものを好むべきでしょう。清らかでなく味の悪い水はつかってはいけません。郷土の水の味によって、人の性質が変わるといわれるくらいですから、水は大いにえらばなければなりません。
また、悪水が漏《も》れまじった水は飲んではいけません。薬と茶とを煎《せん》じる水はもっとも清らかなものをえらぶようにしましょう。

水は、清く甘きを好むべし。清《きよ》からざると味あしきとは用ゆべからず。郷土の水の味によつて、人の性《うまれつき》かはる理なれば、水は尤ゑ《もつともえ》らぶべし。又、悪水のもり入《いり》たる水のむべからず。薬と茶を煎《せん》ずる水、尤《もつとも》よきをゑ《え》らぶべし。

お湯は冷まして飲む

お湯は、熱いのを冷《さ》まして、ちょうどよい温度で飲むのがよいのです。沸騰《ふっとう》しない半沸《はんわ》きのお湯を飲むと腹がはります。

湯は熱《あつ》きをさまして、よき比《ころ》の時のむはよし。半沸《はんわき》の湯をのめば腹はる。

少食の効果

食が少なければ、脾胃《ひい》の中にすき間ができて、元気がめぐりやすく、食物が消化しやすくて、飲食したものがすべてからだの養分となります。ですから、病気になることも少なく、からだも強くなります。

これに反して、もし食が多くて満腹になると、元気がめぐる道がふさがれ、すき間もなくなって消化しません。ですから飲食したものがからだの養分になりません。脾胃に滞《とどこお》って元気の道をふさぎ、循環《じゅんかん》しないで病気になります。ひどく

脾胃《ひい》 脾臓と胃腸。消化器系の内臓。

なると、苦しんで死ぬことになります。これは食べすぎて満腹となり、気がふさがって循環しないからです。食後に病気が起こる、あるいは急死するのはこのためなのです。そもそも、大酒、大食いする人は、かならず短命となります。

かえすがえす老人は胃腸が弱いので、飲食にそこなわれやすいものです。とにかく度をすごして飲食してはなりません。用心しましょう。

食すくなければ、脾胃《ひい》の中に空処ありて、元気めぐりやすく、食消化しやすくして、飲食する物、皆身の養《やしない》となる。是を以《もって》病すくなくして身つよくなる。もし食多くして腹中にみつれば、元気めぐるべき道をふさぎ、すき間なくして食消《しょう》せず。是を以《もって》のみくふ物、身の養《やしない》とならず。滞《とどこお》りて元気の道をふさぎ、めぐらずして病となる。甚しければもだえて死す。是、食過《すぎ》て腹にみち、気ふさがりて、めぐらざる故也。食後に病おこり、或《あるいは》頓死するは此故也。凡《およそ》大酒大食する人は、必《かならず》短命なり。早くやむべし。かへすぐ老人は腸胃よは《わ》き故に、飲食にやぶられやすし。多く飲食すべからず。おそるべし。

◆くり返し過食を戒め、少食が大事であることを説いている。

飢渇のときには用心を

空腹になったときや、のどがかわいたときに、飢渇《きかつ》にまかせて一度にたくさん飲食すると、満腹となって脾胃《ひい》をそこない元気をうしないます。飢渇のときは、用心しなければなりません。

また、飲食したものがまだ消化しないのにさらに飲食すると、滞《とどこお》って害になります。十分に消化して、食欲が出てから、食べるようにするとよいでしょう。こうすれば、飲食したものがみな養分となります。

うえ《ゑ》て食し、かはき《わ》て飲むに、飢渇《きかつ》にまかせて、一時に多く飲食すれば、飽満《ほうまん》して脾胃《ひい》をやぶり、元気をそこなふ。飢渇の時慎むべし。又、飲食いまだ消化せざるに、又いやかさねに早く飲食すれば、滞《とどこお》りて害となる。よく消化して後、飲食を好む時のみ食ふべし。如レ此すれば飲食皆養《やしない》となる。

飢渇《きかつ》　飢えとかわき。
脾胃《ひい》　脾臓と胃腸。消化器系の内臓。

温かいものを食べる

老人や子どもは四季を問わず、いつも温《あたた》かいものを食べるとよいでしょう。とくに夏のあいだは、からだに陰の気が内在します。ですから、若く元気旺盛《おうせい》な人も、温かいものを食べたほうがよいでしょう。生ものや冷《ひ》えたものは食べてはいけません。胃腸に滞《とどこお》りやすく、下痢をしやすくなります。また冷たい水をたくさん飲んではいけません。

四時、老幼ともにあたゝかなる物くらふべし。殊に夏月は伏陰内《ふくいんうち》にあり。わかく盛なる人も、あたゝかなる物くらふべし。生冷を食すべからず。滞《とどこおり》やすく泄《せっ》瀉《しゃ》しやすし。冷水多く飲べからず。

口の中を清潔に

食後には、湯茶で口の中を数回すすぐとよいでしょう。口の中を清潔にし、歯にはさまったものをとり去ることができます。牙杖《げじょう》をつかうのは感心しません。夜は温かな塩茶をもって口をすすぐとよいでしょう。歯が丈夫になります。口をすすぐための茶の温度は中の下くらいのものがよいでしょう。これは蘇東坡《そとうば》の説です。

食後に、湯茶を以《もつて》口を数度すゝぐべし。口中清く牙歯《がし》にはさまれる物脱《だつ》し去る。牙杖《げじょう》《ヨウジ》にてさす事を用ひず。夜は温なる塩茶を以《もつて》口をすゝぐべし。牙歯《がし》堅固になる。口をすゝぐには中下の茶を用ゆべし。是《これ》、東坡《とうば》が説なり。

よその土地の水があわないとき

人がよその土地に行って水や土が変わり、その水や土になじまず病気になることがあります。そんなときは、まず豆腐を食べると脾胃《ひい》が調《ととの》いやすくなります。これは、李時珍《りじちん》の『食物本草《しょくもつほんぞう》』の注に書いてあります。

牙杖《げじょう》 つま楊枝。

蘇東坡《そとうば》 蘇軾《そしょく》。中国、北宋の文人。政治家。

脾胃《ひい》 脾臓と胃腸。消化器系の内臓。

李時珍《りじちん》 中国、明末の本草学者。医家・本草の学に精通。本草学とは中国の薬物学。

人、他郷にゆきて、水土かはりて水土に服せず、わづらふ事あり。先《まず》豆腐《とうふ》を食すれば脾胃《ひい》調《ととのい》やすし。是、時珍《じちん》が食物本草《ほんぞう》の注に見えたり。

早朝に粥を食べる

朝早く粥《かゆ》を温めて、やわらかくして食べると、胃腸によく、からだを温めて、唾液《だえき》もよく出ます。寒い季節にはもっともよいものです。これは張来《ちょうらい》の説です。

朝早く、粥《かゆ》を温《あたたか》に、やはらかにして食へば、腸胃をやしなひ、身をあたゝめ、津液《しんえき》《つばき》を生ず。寒月尤《もっとも》よし。是《これ》、張来《ちょうらい》が説也。

ほどよく香辛料をくわえる

生姜《しょうが》、胡椒《こしょう》、山椒《さんしょう》、蓼《たで》、紫蘇《しそ》、生大根《なまだいこん》、生ねぎなどは、食べ物に香りをくわ

張来《ちょうらい》
中国、北宋の詩人。

◆消化がよく、かつ温かいものを食べ、からだの内側から温めるということであろう。

え、さらに悪臭を去り、魚の毒を消し、食の気を盛《さか》んにするので、それぞれの食品にあった香辛料をほどよくくわえ、毒をなくすとよいでしょう。ただし、たくさん食べてはいけません。辛《から》いものが多いと気をへらしてのぼせて、血液をかわかしてしまいます。

生薑《しょうが》、胡椒《こしょう》、山椒、蓼《たで》、紫蘇《しそ》、生蘿蔔《なまだいこん》、生葱《なまひともじ》など食の香気を助け、悪臭を去り、魚毒を去り、食気をめぐらすために、其食品に相宜しきからき物を少《すこし》づゝ加へて毒を殺すべし。多く食すべからず。辛《から》き物多ければ気をへらし、上升し、血液《けつえき》をかは《わ》かす。

ご飯の美味を味わう

朝夕食事をするたびに、はじめの一椀《ひとわん》は吸物《すいもの》ばかりをすすって副食をとらないようにすると、ご飯の本来の味がよくわかって、そのおいしさを味わうことができます。あとからじっくりと五味の副食を食べて気を養うとよいでしょう。はじ

蓼《たで》
特有の辛みがあり、食用。刺身のつま、蓼酢にする。

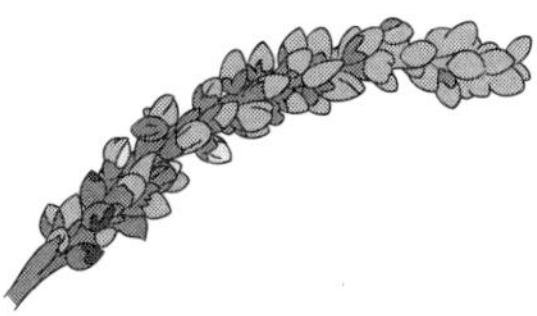

五味
食物の、甘（あまい）、酸（すっぱい）、辛（からい）、苦（にがい）、鹹（しおからい）の総称。

めから副食をまぜてご飯を食べると、ご飯本来の味がなくなってしまいます。あとから副食を食べれば、副食が少なくてすみます。
　このことは、からだを養うのによいばかりではなく、貧乏《びんぼう》に対処《たいしょ》する方法でもあります。魚・鳥や野菜などの副食を多く食べないで、ご飯の美味であることを知るべきです。野菜や肉などをたくさん食べると、ご飯のおいしさがわかりません。貧《まず》しい人は、副食も肉も少なく食べ、ご飯と吸物ばかりを食べるので、ご飯の味のよさを知り、消化もよく害にもならないものです。

　朝夕飯を食するごとに、初《はじめ》一碗は羹《あつもの》ばかり食して飣《さい》を食せざれば、飯の正味をよく知りて飯の味よし。後に五味の飣《さい》を食して気を養なふべし。初《はじめ》より飣《さい》をまじえ食へ《へ》ば、飯の正味を失なふ。後に飣《さい》を食へば飣《さい》多からずしてたりやすし、是《これ》身を養ふによろしくて、又貧《ひん》に処《しょす》るによろし。魚鳥蔬菜《そさい》の飣《さい》を多く食はずして、飯の味のよき事を知るべし、菜肉多くくらへば飯のよき味はしらず。貧民は飣《さい》肉ともしくして飯と羹《あつもの》ばかり食ふ故に、飯の味よく食滞の害なし。

◆ご飯の本来の味、そのおいしさを味わうべきであるという。ときにはご飯だけをかみしめ、その味をじっくり味わってみるのもよいだろう。

夕食は少なめに

夕食は朝食より少ないのがよいのです。同様に、副食も肉も少ないほうがよいでしょう。

晩食は、朝食より少くすべし。飫肉《さい》も少きに宜し。

煮物のよしあし

どんな煮物《にもの》も、よく煮えてやわらかくなったものを食べるのがよいでしょう。かたいもの、まだ煮えてないもの、煮すぎて煮えばなをうしなったもの、口にあわないものは食べてはいけません。

一切の煮たる物、よく熟して柔《やわらか》なるを食ふべし。こはき物、未熟物、煮過《にすご》して飪《にえばな》を失へる物、心口にかなはざる物、食ふべからず。

煮えばな　火を通したばかり。煮立った瞬間。煮えたて。煮調理したて。

宴会での飲食の心得

自分の家にいるときには、飲食の程度に気をつけることができます。ですが、よその宴会などでは、料理や煮えかたが自分の好みであるとはかぎらず、また副食の品も多いので、ついつい食べすぎてしまいます。客になったときは、とくに飲食の節度を慎《つつし》まなければなりません。

我が家にては、飲食の節慎みやすし、他の饗席《きょうせき》にありては烹調《ほうちょう》・生熟の節我心にかなはず。飣品《さい》多く過《すぎ》やすし。客となりては殊に飲食の節つゝしむべし。

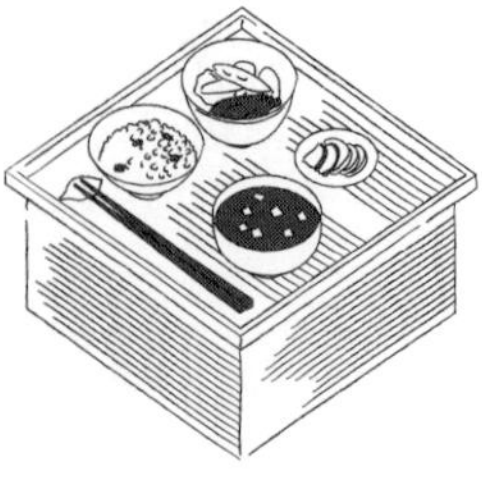

◆宴会の席では、ついつい食べすぎたり、飲みすぎたりするものである。益軒が説くように、とくに慎まなければならないだろう。

『養生訓』に学び、自らを振り返る

飲食は、人間が生きていくうえで欠かせないもの。だから、とても大事なものである。だが、食べすぎてはいけない。総論からくり返し述べられていることである。飲食については、なんといっても多食を戒め、少なく食べることを強調している。半面、食べる量が少なければ、それでよいとしているわけではない。食べたいものを適量、好きなものを少しずつ食べること。旬の食材を新鮮なうちに食べること。またバランスよく食べることなどを勧めている。こういった食生活がのぞましいのは、当然、現代でも同じであろう。飲食は毎日欠かせないもの。日々の食事について振り返ってみるとよいだろう。

益軒は、食事のときに考えなければならない「五思」について説いている。おいしいものを食べること、十分に食べることができることへの感謝の気もちを忘れてはならない。現代は飽食の時代、だからこそ、「五思」について考え、そして食について思いをはせてみるべきではないだろうか。

4

巻第四　飲食　下

飲酒　飲茶　付たばこ

慎色欲

飲食　下

倹約と養生に効果のある方法

蘇東坡《そとうば》はこういいます。

「朝晩の飲食、一ぱいの酒と一きれの肉を限度とする。尊敬する客あれば、これを三にする。へらすことはあっても、ふやすことはない。私を招《まね》く者あれば、これをまえもってつげ、こういう。一に、分相応にして福を養う。二に、胃をゆるくして気を養う。三に、費用をはぶいて財を養う」

東坡のこの方法は、倹約《けんやく》と養生《ようじょう》の両方に効果があり、実践するべきでしょう。

東坡《とうば》曰《いわく》、早晩《あさばん》の飲食一爵《しやく》一肉《にく》に過す。尊客あれば三《ニス》レ之《ヲ》。へらすべくして、ますべからず。我をよぶ者あれば是《これ》を以《もつて》つぐ。一に曰《いわく》、分を安んじて以《もつて》福を養なふ。二に曰《いわく》、胃《い》を寛《ゆる》くして以《もつて》気を養なふ。三に曰《いわく》、費《ついえ》をはぶきて以《もつて》財を養なふ。

◆「飲食 下」は、具体的な飲食について、主に食べものについて述べるとともに、酒や茶の飲みかたなどについて言及している。

蘇東坡《そとうば》　蘇軾《そしょく》。中国、北宋の文人。政治家。

ふ。東坡《とうば》が此法、倹約養生のため、ともにしかるべし。

倹約と養生の手本

朝夕の食事では、副食を一品《ひとしな》にするとよいでしょう。それに、ひしお、または肉醢《ししびしお》か、あるいは漬物《つけもの》かを一品つけくわえてもよいでしょう。吸物は金持ちでもいつも一種類でよいのです。客をもてなすのに二種類を用いるのは、本汁がもし気にいらなかったら、二の汁をすすめるためなのです。いつもは無用のことです。

唐《とう》の高侍郎《こうじろう》という人は、その兄弟で汁物と肉とを二品《ふたしな》にしないで、朝夕一品だけにしていました。夕食には、ただ蔔匏《ふくほう》を食べたと伝えられています。蔔匏とは、大根と夕顔のことです。范忠宣《はんちゅうせん》という富貴な人でも、ふだんは肉をつづけて食べることはありませんでした。これは、倹約《けんやく》と養生《ようじょう》の両面からの手本とするべきでしょう。

朝夕一飣《さい》を用ゆべし。其上に醬《ひしお》か肉醢《ししびしお》か或《あるいは》菹《つけもの》か一品を加ふるもよし。あつも

ひしお　もとは豆、のちに小麦を主原料とした発酵調味料。現在の味噌・醬油の原形。

肉醢《ししびしお》　魚や鳥などの肉の塩漬け。また乾肉を刻んで塩と麹をまぜて製したもの。塩からの類。

高侍郎《こうじろう》　中国、唐の官僚。

范忠宣《はんちゅうせん》　中国、北宋の政治家。

のは、富める人も常に只一なるべし。客に饗《きよう》するに二用《もちう》るは、本汁《ほんじる》、もし心に叶《かな》はずば、二の汁を用《もちい》させん為也。常には無用の物也。唐の高侍郎《こうじろう》と云《いい》し人、兄弟あつものと肉を二にせず、朝夕一品のみ用ゆ。晩食には只蔔匏《ふくほう》をくらふ。大根と夕がほとを云《いう》。范忠宣《はんちゆうせん》と云《いい》し富貴の人、平生肉をかさねず。其《その》倹約養生二《ふたつ》ながら則《のり》とすべし。

味のすぐれた野菜の煮かた

松茸《まつたけ》、筍《たけのこ》、豆腐《とうふ》などの味のすぐれた野菜は、ただ一種類を煮て食べるのがよいのです。ほかのものと一緒に煮ると、味がおちます。李笠翁《りりゆうおう》が『閑情寓寄』にこう書いています。

「味が悪ければ、胃腸にあわず養分とならない」

松蕈《まつたけ》、竹筍《たけのこ》、豆腐《とうふ》など味すぐれたる野菜は、只一種煮食すべし。他物と両種合せ煮《に》れば、味おとる。李笠翁《りりゆうおう》が閑情寓寄にかくいへり。味あしければ腸胃《ちようい》に相

李笠翁《りりゆうおう》
李漁《りぎょ》。号は笠翁。中国、明末・清初の小説家。

『閑情寓寄《かんじょうぐうき》』
李漁（笠翁）が綴った随筆集というべきもの。

応せずして養《やしない》とならず。

朝食と夕食のバランス

朝食でしつこいものを食べたら、夕食はかならず淡泊なものにしましょう。夕食で味の濃いものを多く食べたら、翌朝の食事は軽くしましょう。

朝食《ちょうしょく》、肥濃《ひのう》の物ならば、晩食は必《かならず》淡薄《たんぱく》に宜し。晩食豊腴《ほうゆ》ならば、明朝の食はかろくすべし。

陽気のある新鮮なものを食べる

どんな食物も、「陽気」のある新鮮なものを食べるとよいでしょう。毒がありません。

日がたって「陰気」がよどんでいるものは食べてはいけません。害があります。

◆「飲食　上」でも、食事のバランスについて述べているが、これもバランスをとることの必要性を説いたものの一つといえよう。

煮すぎて、煮えばなをうしなったものも同様です。

諸《もろもろ》の食物、陽気の生理ある新《あたらし》きを食ふべし。毒なし。日久しく歴《へ》たる陰気鬱《うつ》滞《たい》せる物、食ふべからず。害あり。煮過《にすご》して飪《にえばな》を失へるも同じ。

陰物は食べてはいけない

どんな食物でも「陰気」がよどんでいるものには毒があります。食べてはいけません。『論語』の郷党篇《きょうとうへん》に書いてある、聖人の召《め》し上がらなかったものは、すべて「陽気」をうしなって陰物となったものです。

穀物や肉類などもふたをして、時がたつと「陰気」によって味が変わります。魚や鳥の肉なども長くおいたもの、また塩づけにしたものでも、長くたったものは、色・におい・味が変わります。これはすべて「陽気」をうしなったからです。野菜なども、長くおいたものは生気をうしなって味が変わります。このようなものは、みな陰物です。胃腸に害があります。かりに害がないとしても、養分には

煮えばな　火を通したばかり。煮立った瞬間。煮えたて。調理したて。

『論語』の郷党篇《きょうとう》〜　『論語』郷党篇の孔子の飲食法。148頁参照。

なりません。

水も新たに汲《く》んだものは、「陽気」が盛《さか》んで、生気があります。ですが、時間がたつと陰物となり、生気をうしなってしまいます。どんな飲食物でも、生気をうしなって、味とにおいと色とが少しでも変わったものは、食べないほうがよいでしょう。

ただし、天日《てんぴ》に干《ほ》して色が変わったものと、塩づけにして傷《いた》まないようにしたものは、陰物ではありません。ですから食べても害はありません。ただし、乾物《かんぶつ》の気のぬけたものと、塩づけしてから長くたったもので色・におい・味の変化したものはみな陰物です。食べてはいけません。


一切の食、陰気の欝滞《うったい》せる物は毒あり。食ふべからず。郷党篇《きょうとうへん》にいへる、聖人の食し給はざる物、皆、陽気を失《うしない》て陰物《いんぶつ》となれるなり。穀肉などふたをして時をへるは、陰鬱《いんうつ》の気にて味を変《へん》ず。魚鳥の肉など久しく時をへたる、又、塩につけて久しくして、色臭味変《かへん》ず。是皆《これみな》陽気を失へる也。菜蔬《さいそ》など久しければ、生気を失ひて味変《へん》ず。如レ此なるは皆陰物なり。腸胃《ちょうい》に害あり。又、害なきも補養をなさず。水など新《あらた》に汲《く》むは陽気さかんにて、生気あり。久しきを歴《ふ》れば陰物《いんぶつ》とな

り、生気を失なふ。一切の飲食、生気を失ひて、味と臭《か》と色と少《すこし》にても、かはりたるは食ふべからず。ほして色かはりたると、塩に浸《ひた》して不損とは、陰物にあらず食ふに害なし。然共、乾物の気のぬけたると、塩蔵の久《ひさしく》して、色臭《か》味変じたるも皆陰物也。食ふべからず。

胃の弱い人の食事

胃の弱い人は、大根、人参《にんじん》、芋《いも》、山芋、牛蒡《ごぼう》などをうすく切ってよく煮て食べるとよいでしょう。大きく厚く切ったものと、十分に煮ていないものは、ともに脾胃《ひい》をそこないます。一度、うす味噌《みそ》か、うす醤油《しょうゆ》で煮て、その汁にひたして半日か一晩おいて、ふたたび前の汁で煮ると、大きく切ったものでも害がなくて、味もよくなります。鶏肉や猪《いのしし》の肉などもこのようにして煮るとよいでしょう。

胃虚弱《いきょじゃく》の人は、蘿蔔《だいこん》、胡蘿蔔《にんじん》、芋《いも》、薯蕷《やまのいも》、牛蒡《ごぼう》などうすく切てよく煮たる、食ふべし。大《おおい》にあつくきりたると、煮ていまだ熟せざると、皆、脾胃《ひい》をやぶる。一

脾胃《ひい》
脾臓と胃腸。消化器系の内臓。

◆胃の弱い人の食事は、うすく切ってよく煮る。つまり、食べやすく、消化しやすいよう調理するということであろう。

度うすみそか、うすじやうゆにて煮、其汁にひたし置《おき》、半日か一夜か間置《あいだ》て、再前の汁にて煮れば、大に切《きり》たるも害なし、味よし。鶏肉《けいにく》、野猪《やちょ》肉なども如レ此すべし。

大根は上等な野菜

大根は、野菜のなかでもっとも上等なものです。いつも食べるとよいでしょう。葉のかたいところをとり除いて、やわらかな葉と根とを味噌でよく煮て食べます。そうすると、脾臓《ひぞう》のはたらきを補《おぎな》い、痰《たん》をとり去り、気の循環《じゅんかん》をよくします。大根の生の辛いものを食べると気がへります。ですが、食の滞《とどこお》りがあるときは、少し食べても害はありません。

蘿蔔《らふく》《ダイコン》は菜中の上品也。つねに食ふべし。葉のこはきをさり、やはらかなる葉と根と、豆豉《みそ》にて煮熟して食ふ。脾《ひ》を補ひ痰《たん》を去り、気をめぐらす。大根の生しく辛きを食すれば、気へる。然《しかれ》ども食滞ある時、少食して害なし。

果物の食べかた

いろいろな果物や干菓子《ひがし》などは、あぶって食べると害がありません。味もよくなります。まくわ瓜《うり》は種《たね》をとって蒸《む》して食べます。味もよく、胃をそこねることもありません。熟した柿も木練《こねり》柿も、皮とともに熱湯で温めて食べるとよいでしょう。また、乾柿《ほしがき》もあぶって食べるとよいでしょう。どれも脾胃《ひい》の弱い人にも害がありません。梨《なし》はからだを冷《ひ》やします。ですから、蒸《む》して煮て食べれば、そのはたらきがやわらぎます。ただし、胃が弱く冷える人は食べてはいけません。

諸菓、寒具《ひがし》など、炙《あぶり》食へば害なし。味も可也。甜瓜《あまうり》は核《さね》を去《さり》て蒸《むし》食す。味よくして胃をやぶらず。熟柿も木練《きねり》も皮共に、熱湯にてあたゝめ食すべし。乾柿《ほしがき》はあぶり食ふべし。皆、脾胃虚の人に害なし。梨子《なし》は大寒なり。蒸煮《むしに》て食すれば、性やはらぐ。胃虚寒の人は、食ふべからず。

干菓子《ひがし》 生菓子に対する、水分の少ない和菓子の総称。

木練《こねり》柿 木になったままで熟し、甘くなる柿。

脾胃《ひい》 脾臓と胃腸。消化器系の内臓。

甜瓜《あまうり》 まくわ瓜の別称。

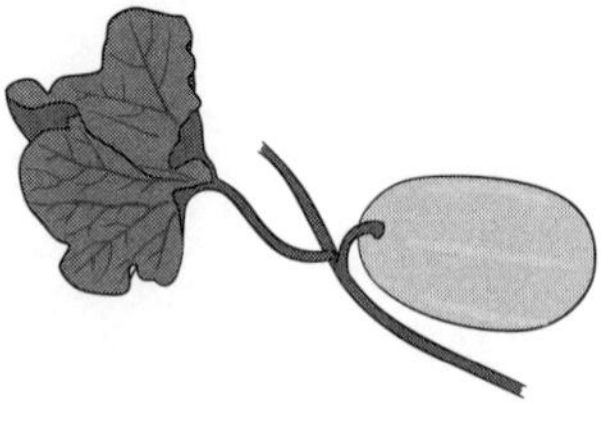

病状にあわせた食事

人の病状によって、食べてよいものと悪いものとがそれぞれ違います。ですから、よくそのもののはたらきを考えて、その病気にあわせてよいものと悪いものをきめるとよいでしょう。

また、女性が妊娠しているあいだは、食べてはいけないものが多くあります。かたく守るようにしましょう。

人は病症によりて禁宜《きんぎ》の食物各《おのおの》かはれり。よく其物の性を考がへ、其病に随ひて精《くわ》しく禁宜《きんぎ》を定むべし。又、婦人懐胎《かいたい》の間、禁物多し。かたく守らしむべし。

野菜の食べかた

大根、菘《すずな》、山芋《やまいも》、芋、くわい、人参《にんじん》、南瓜《かぼちゃ》、白ねぎなどの甘い野菜は、大きく切って煮て食べると、つかえて気をふさいで、腹痛を起こすことがあります。う

菘《すずな》　カブの別名。

すく切って食べるほうがよいでしょう。あるいは辛《から》いものをくわえるか、ものによっては酢《す》を少しくわえてもよいでしょう。

ふたたび煮ることがよいことは、すでに書きました。また、このようなものは、一度に二、三品を食べてはいけません。

甘い野菜の類《たぐい》や、つかえやすいものは、つづけて食べてはいけません。生魚、脂《あぶら》っこい肉、味の濃《こ》いものなども、つづけて食べてはいけません。

萊菔《だいこん》、菘《な》、薯蕷《やまのいも》、芋《いも》、慈姑《くわい》、胡蘿蔔《にんじん》、南瓜《ぼぶら》、大葱白《ひともじのしろね》等の甘き菜は、大に切《きり》て煮食すれば、つかへて気をふさぎ、腹痛す。薄く切《きる》べし。或《あるいは》辛き物をくはへ、又、物により酢《す》を少加《すこしくわえ》るもよし。再び煮る事を右に記せり。又、如レ此の物、一時に二三品くらふべからず。又、甘き菜の類、およそつかえ《へ》やすき物、つゞけ食ふべからず。生魚、肥肉、厚味の物つづけ食ふべからず。

ふたたび煮ることがよいことは～
200頁参照。

慈姑
くわい。

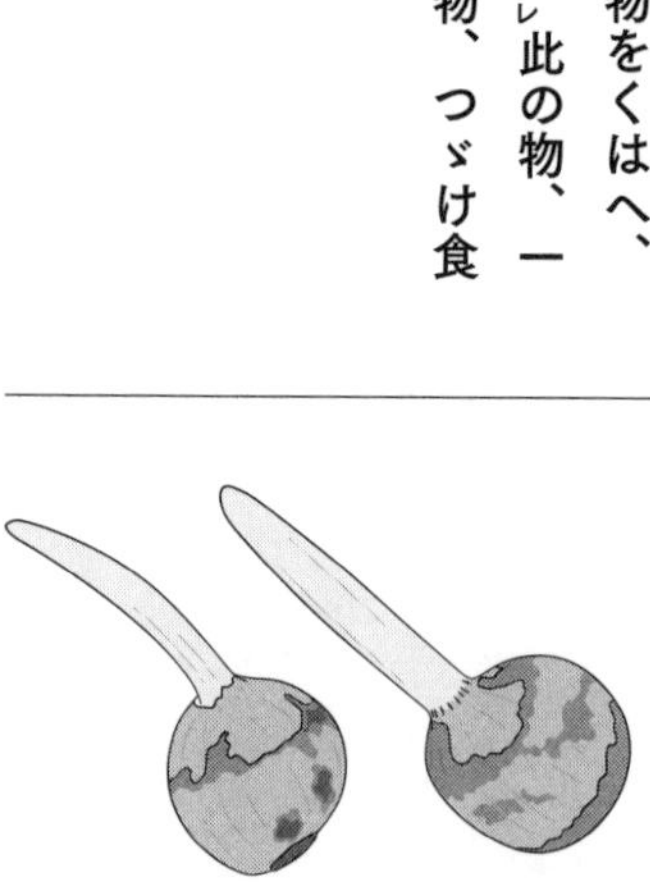

酒気がさめてから飲食すること

酒を飲んだあと、酒気が残っていたら、餅《もち》、だんご、穀物、干菓子《ひがし》、果物、甘酒《あまざけ》、にごり酒、脂《あぶら》っこいもの、甘いもの、気をふさぐものなどを飲食してはいけません。酒気が循環《じゅんかん》して、さめてから飲食することです。

飲酒の後、酒気残らば、餻《もち》、餌《だんご》、諸穀食、寒具《ひがし》、諸菓、醴《あまざけ》、醪《にごりざけ》、油膩《ゆに》の物、甘き物、気をふさぐ物、飲食すべからず。酒気めぐりつきて後、飲食すべし。

かたい肉の調理法

鳥獣のかたい肉は、前の日から醤油や味噌汁で煮て、その汁をつかって翌日ふたたび煮ると、大きく切ったものでもやわらかくなって味がよくなります。しかも、つかえることがありません。大根もまた同じです。

干菓子《ひがし》
生菓子に対する、水分の少ない和菓子の総称。

◆このような時間をかけてじっくりと煮込む調理法は、素材がやわらかくなるとともに、素材に味がよくしみ込むようになるだろう。

鳥獣のこはき肉、前日より豆油《しょうゆ》及《および》豉汁《みそしる》を以《もって》煮て、その汁を用ひて翌日再《ふたたび》煮れば、大に切《きり》たるも、やはらかになりて味よし。つかえ《へ》ず。蘿蔔《だいこん》も亦同じ。

怒ったり悩んだりしない

怒《おこ》ったあとで、すぐに食事をしてはいけません。また、食事のあとで怒ってもいけません。
あれこれ思い悩《なや》みながら食事をしてはいけません。また、食後に思い悩んでもいけません。

怒《いかり》の後、早く食すべからず。食後、怒るべからず。憂ひて食すべからず。食して憂ふべからず。

◆食事の際には、怒ったり、悩んだりしない。食事は楽しくということであろう。

夜の飲食の注意点

長い冬の夜、しかもひどく寒いときに、もし夜に飲食をして寒さを防《ふせ》ごうと思ったら、夕食の酒や飯を数口へらすとよいでしょう。また、やむを得ず人から招《まね》かれ、夜に人のところに行ってごちそうになるなら、晩の酒食をあらかじめへらしておくことです。

こうして少なめに夜の飲食をするなら、さほどからだをそこなうことにはなりません。ただし、夜食は朝夕の食事よりも食欲が出やすいものです。食欲にまかせて腹いっぱい食べてはいけません。

永夜、寒甚《はなはだし》き時、もし夜飲食して寒を防ぐに宜しくば、晩饌《ばんせん》の酒飯を、数口減ずべし。又、やむ事を得ずして、人の招《まねき》に応じ、夜話に、人の許《もと》にゆきて食客とならば、晩飧《ばんそん》の酒食をかねて減ずべし。如レ此にして、夜少《すこし》飲食すればやぶれなし。夜食は、朝晩より進みやすし。心に任せて恣《ほしいまま》にすべからず。

◆総論からくり返し多食を戒めているが、ここでも注意せよと説く。

朝夕の食事
江戸時代の食事は、朝食と夕食の一日二回であった。一日三回の食事は元禄時代から始まったといわれる。

日本人の体質

中国や朝鮮の人は、脾胃《ひい》が強いのです。ですから飯を多く食べ、六畜《ろくちく》の肉をたくさん食べても害になりません。日本人は、かれらと違って、穀物や肉をたくさん食べると、からだをそこないます。これは日本人が外国人よりも体気が弱いからです。

中華、朝鮮の人は、脾胃《ひい》つよし。飯多く食し、六畜の肉を多く食つても害なし。日本の人は是《これ》にことなり、多く穀肉を食すれば、やぶられやすし。是日本人の異国の人より体気《たいき》よはき故《わ》也。

疲れたときにすぐに食べない

はたらきすぎてひどく疲《つか》れたときに多食をすると、かならず横になって眠りたくなります。食べてすぐに横になって眠ると、食の気がふさがって、からだ全体

脾胃《ひい》
脾臓と胃腸。消化器系の内臓。

六畜
六つの家畜。牛、馬、羊、鶏、豚、犬。

に循環《じゅんかん》せず、消化しにくくなって病気になります。ですから、ひどく疲れたときは、すぐには食べないようにするべきです。疲れがとれてから食べるほうがよいでしょう。それは食べてすぐに眠らないためです。

労倦《ろうけん》して多く食すれば、必《かならず》睡《ねぶ》り臥《ふ》す事をこのむ。食して即臥《そくが》し、ねむれば、食気塞《ふさが》りてめぐらず、消化しがたくして病となる。故に労倦したる時は、くらふべからず。労をやめて後、食ふべし。食してねむらざるがため也。

病人の願いをかなえる

病人がひどく食べたがるものがあります。食べて害になるもの、また冷水などは、どんなに願っても聞き入れてはいけません。ですが、病人がつよく食べたがるものを、のどに入れて飲みこまないで、口の中で味あわせて、その願いをはたしてやることも、志《こころざし》を養うという養生《ようじょう》の一つの方法です。

そもそも飲食を味わい、味を知るのは舌《した》です。のどではありません。口の中で

◆食べてすぐに眠ってはいけない。これも総論からくり返し述べられていることである。

噛《か》み、しばらくふくんで舌で味わったあとは、飲みこんでも、吐《は》き出しても、味を知るという点では同じことです。

穀物、肉、吸物、酒は腹に入って内臓を養います。このほかの食物は養いのためではありません。のどに飲みこまず、腹に入れなくてもよいのです。食べてからだに害となる食物でも、のどに入れずに吐き出せば害はありません。

冷水も同じです。しばらく口にふくんで、舌で味わって吐き出せば害はありません。水をふくむと口の中の熱がとれ、歯を丈夫にします。ただし、欲が深くて慎《つつし》みのない人には、この方法はつかえません。

病人の甚《はなはだ》食せん事をねがふ物あり。くらひて害に成《なる》食物、又、冷水などは願《ねがい》に任《まか》せがたし。然共《しかれども》病人のきはめてねがふ物を、のどにのみ入《いれ》ずして、口舌に味はゝしめて其《その》願を達するも、志を養ふ養生の一術也。およそ飲食を味はひてしるは舌なり。のどにあらず。口中にかみて、しばしふくみ、舌に味はひて後は、のんどにのみこむも、口に吐《はき》出すも味をしる事は同じ。穀、肉、羹、酒は、腹に入て臓腑《ぞうふ》を養なふ。此外の食は、養《やしない》のためにあらず。のんどにのまず、腹に入らずとも有なん。食して身に害ある食物といへど、のんどに入《いら》ずして口に吐《はき》出せ

ば、害なし。冷水も同じ。久しく口にふくみて舌にこゝろみ、吐《はき》出せば害なし。水をふくめば口中の熱を去り、牙歯《がし》を堅くす。然共《しかれ》、むさぼり多くしてつゝしまざる人には、此法は用《もちい》がたし。

だれもが食べてはいけないもの

だれもが食べてはいけないものは、つぎのようなものです。

生の冷たいもの、かたいもの、まだ熟していないもの、ねばっこいもの、古くなって味が変わったもの、製法に問題があるもの、塩からいもの、酢《す》の多すぎたもの、煮えばなをうしなったもの、においの悪いもの、色の悪いもの、味の変化したもの、魚肉の古いもの、肉の腐敗《ふはい》したもの、豆腐《とうふ》の古いものと味の悪いものと煮えばなをうしなったものと冷えたもの、素麺《そうめん》に油の入ったもの、すべての生《なま》煮《に》えのもの、灰汁《あく》の混じった酒、酸味《さんみ》のある酒、まだ時期がこないで熟していないもの、すでに時期をすぎたもの。これらは食べてはいけません。

夏に雉肉《きじ》を食べてはいけません。魚や鳥の皮のかたいもの、脂肪《しぼう》の多いもの、

煮えばな
火を通したばかり。煮立った瞬間。煮えたて。調理したて。

ひどく生臭《なまぐさ》いもの、魚の両方の目が同じでないもの、腹の下が赤いもの、自然に死んだ鳥で足が縮《ちぢ》んで伸びてないもの、毒矢《どくや》にあたって死んだ獣、毒を食べて死んだ鳥、肉の干《ほ》したもの、雨だれ水にぬれたもの、米びつの中に入れておいた肉、肉汁を器に入れて気を閉《と》じこめたものなど、すべて毒があります。

肉は、干した肉でも塩づけの肉でも、夏をすぎてにおいと味の悪いものは、みな食べてはいけません。

凡《すべて》の人、不レ可レ食物《もの》、生冷の物、堅硬の物、未レ熟物《もの》、ねばき物、ふるくして気味の変じたる物、製法心《こころ》に不レ叶物《もの》、塩からき物、酢《す》の過《すぎ》たる物、飪《にえばな》を失へる物、臭悪《かあし》き物、色悪《あし》き物、味変じたる物、魚餒《あざれ》、肉敗《やぶれ》たる、豆腐の日をへたると、味あしきと、飪《にえばな》を失へると、冷たると、索麪《そうめん》に油あると、諸品煮て未レ熟と、有レ灰《あく》酒、酸味ある酒、いまだ時ならずして熟せざる物、すでに時過《すぎ》たる物、食ふべからず。夏月、雉《きじ》不レ可レ食。魚鳥の皮こはき物、脂《あぶら》多き物、甚《はなはだ》なまぐさき物、諸魚二目同じからざる物、腹下に丹の字ある物、諸鳥みづから死して足伸《のび》ざる物、諸獣毒箭《どくや》にあたりたる物、諸鳥毒をくらつて死したる物、肉の脯《ほじし》、屋濡水《あまだりみず》にぬれたる物、米器の内に入置《いれおき》たる肉、肉汁を器に入置《いれおき》て、気をとぢたる

◆食べてはいけないものを列挙している。腐っているもの、毒のあるものなどはもちろんだが、まだ時期がきていないもの、時期をすぎたものも食べてはいけないとしている。旬の食材を新鮮なうちに食べるべきだということであろう。

物、皆毒あり。肉の脯《ほじし》、並《ならびに》塩につけたる肉、夏をへて臭味《しゅうみ》あしき、皆食ふべからず。

食の養生が大事

むかし、中国に食医《しょくい》という官がありました。食の養生《ようじょう》（食事療法）によって百病を治すといいます。いまでも、食の養生がなくてはなりません。とくに老人は脾胃《ひい》が弱いので、食の養生がもっともよい方法になります。薬をつかうのは、やむを得《え》ないときだけにかぎるようにしましょう。

いにしへ、もろこしに食医の官あり。食養によって百病を治すと云《いう》。今とても食養なくんばあるべからず。殊《ことに》老人は脾胃《ひい》よはし、尤《もっとも》食養宜しかるべし。薬を用《もちう》るは、やむ事を得ざる時の事也。

脾胃《ひい》 脾臓と胃腸。消化器系の内臓。

畑の菜は十分に洗うこと

すべての食物のうちで、畑でできた菜がもっとも汚れています。その根や葉に長くしみこんだ人糞《じんぷん》の肥料はすぐにとれないからです。食べるためには、水桶《みずおけ》をきめておいて、それにたくさんの水を入れて菜をひたし、その上におもりをおいて、一夜もしくは一日おいてとり出し、はけでその根、葉、茎を十分にこすって洗《あら》い、きれいにして食べるようにしましょう。

このことは、近年、李笠翁《りりゅうおう》の書にも書いていることを見つけました。中国では、神を祭《まつ》るのに、畑の菜を用いないで、山や川辺に自然にできた菜を用いるといいます。畑でできた菜でも、瓜、茄子《なす》、ゆうがお、冬瓜《とうがん》などは汚れていません。

一切の食物の内、園菜《そのな》、極めて穢《けがら》はし。其《その》根葉に久しくそみ入たる糞汚《ふんお》、にはかに去《さり》がたし、水桶を定め置《おき》、水を多《おお》く入《いれ》て菜をひたし、上におもりをおき、一夜か一日か、つけ置《おき》取出し、刷子《はけ》を以てその根葉茎をすり洗ひ、清くして食すべし。此事、近年、李笠翁《りりゅうおう》が書に見えたり。もろこしには、神を祭るに園菜を用ひずして、山菜水菜を用ゆ。園菜も、瓜、茄子《なすび》、壺盧《ゆうがお》、冬瓜《とうが》などはけがれなし。

李笠翁《りりゅうおう》 李漁《りぎょ》。号は笠翁。中国、明末・清初の小説家。

飲酒

酒は天からの美禄

酒は天からあたえられた美禄《びろく》です。ほどよく飲めば陽気をたすけ、血気をやわらげて食気をめぐらし、愁《うれ》いをとり去り、興《きょう》を生じて、たいへん役に立つものです。ただし、たくさん飲むと、酒ほど人を害するものはほかにありません。たとえば、水や火は人をよくたすけますが、同時に災《わざわ》いをもたらすようなものです。

邵堯夫《しょうぎょうふ》の詩にこうあります。

「美酒を飲んで微酔《びすい》せしめて後」

この一節は、酒を飲む妙《みょう》をいいえていると李時珍《りじちん》がいいます。少し飲んで、ほどよく酔うことは、酒の禍《わざわい》もなく、酒の味と趣《おもむき》を得《え》て楽しみが多いものです。

人の病気は酒によって生じるものが多くあります。酒をたくさん飲んで飯を少ししか食べない人は短命です。このようにたくさん飲むと、天からの美禄もかえっ

美禄《びろく》
『漢書』食貨志の「酒は天の美禄なり」から酒の美称。酒をたたえていう語。

邵堯夫《しょうぎょうふ》
中国、北宋の学者。

美酒を飲んで〜
うまい酒を飲んでほろ酔い気分になってから。

李時珍《りじちん》
中国、明末の本草学者。医家・本草の学に精通。本草学とは中国の薬物学。

て身をほろぼすことになります。悲しむべきことでしょう。

酒は天の美禄《びろく》なり。少《すこし》のめば陽気を助け、血気をやはらげ、食気をめぐらし、愁《うれい》を去り、興《きょう》を発して、甚《はなはだ》人に益あり。多くのめば、又よく人を害する事、酒に過《すぎ》たる物なし。水火の人をたすけて、又よく人に災《わざわい》あるが如し。邵堯夫《しょうぎょうふ》の詩に、美酒《ヲ》飲《テ》教《シメテ》二微酔《セ》一後、といへるは、酒を飲《のむ》の妙を得たりと、時珍《じちん》いへり。少《すこし》のみ、少《すこし》酔へるは、酒の禍なく、酒中の趣《おもむき》を得て楽《たのしみ》多し。人の病《やまい》、酒によつて得るもの多し。酒を多くのんで、飯をすくなく食ふ人は、命短し。かくのごとく多くのめば、天の美禄を以《もって》、却て身をほろぼす也。かなしむべし。

多飲を戒める

酒を飲むのには、人それぞれに適量があります。ほどよく飲めば益が多く、たくさん飲めば損失が多いものです。生まれつきまじめな人も、たくさん飲めば、欲深くなって見苦しく、平常心《へいじょうしん》をうしない乱《みだ》れてしまいます。言葉も行ないも

◆酒は薬にも毒にもなると説く。酒は少し飲めば薬となり、多くを飲めば毒となる。このことはだれもが知るところではないだろうか。

狂《くる》ったようになって、ふだんとは似ても似つかぬものとなります。わが身を振《ふ》り返り反省して慎《つつし》まなければなりません。

若いときから早く反省して、自分を戒《いまし》め、父兄も早く子弟を戒めるのがよいでしょう。長いあいだに習慣になってしまいます。癖《くせ》になってしまうと、一生改《あらた》まらないものです。生まれつきあまり飲まない人は、一、二杯飲めば酔って気もちよく、楽しいものです。たくさん飲む人とこの楽しみは同じです。

酒をたくさん飲めば害が多いものです。白楽天《はくらくてん》の詩にこうあります。「一飲一石《こく》なる者は、いたずらに多を以《も》って貴《とうと》しとなす。其の酩酊《めいてい》の時に及んで、我とまた異なることなし。笑って謝す多飲の者。酒銭《しゅせん》いたずらに自《みずか》ら費《つい》やす」

これはもっともなことです。

酒を飲《のむ》には、各人《おのおの》によつてよき程の節あり。少《すこし》のめば益多く、多くのめば損多し。性謹厚なる人も、多飲を好めば、むさぼりてみぐるしく、平生の心を失ひ、乱《らん》に及ぶ。言行ともに狂せるがごとし。其《その》平生とは似ず、身をかへり見慎《つつし》むべし。若き時より早くかへり見て、みづから戒しめ、父兄もはやく子弟《してい》を戒《いまし》むべし。久しくならへば性となる。くせになりては一生改まりがたし。生れ付《つき》て飲量すくな

白楽天《はくらくてん》 白居易。中国、唐の著名な詩人。

一飲一石《こく》なる者は～ 一度に一石もの酒を飲む人は、たくさん飲むのが立派だと思っている。だが、酔っぱらってしまえば（少量の酒で酔う）私と同じではないか。笑っていおう、大酒飲み、飲むと酒代がかさむだけだよ。

き人は、一二盞《さん》のめば、酔《よい》て気快く楽《たのしみ》あり。多ク飲ム人と其楽《そのたのしみ》同じ。多飲するは害多し。白楽天《はくらくてん》が詩に、一飲《いん》一石ノ者。徒ニ以テレ多ヲ為スレ貴シト。及テニ其ノ酩酊ノ時ニ一。与レ我亦無シレ異ルコト。笑テ謝ス多飲ノ者。酒銭徒ニ自ラ費ス。といへるはむべ也。

ほどよい温かさの酒を飲む

そもそも酒は、夏も冬もともに、冷たくして飲んでも、熱くして飲んでもよくありません。ほどよい温かさの酒を飲むのがよいのです。熱い酒を飲むと気がのぼり、冷たい酒を飲むと痰《たん》をあつめて胃をそこないます。丹渓《たんけい》は「酒は冷飲に宜《よろ》し」といいます。ですが、たくさん飲む人が冷たい酒を飲むと、かならず脾胃《ひい》をこわします。少し飲む人でも、冷たい酒を飲むと食気を滞《とどこお》らせます。

そもそも酒を飲むのは、その温気をもって陽気をたすけ、食物の消化をうながすためです。冷酒を飲めば、その二つの効果がありません。ほどよい温かさの酒が陽をたすけて気をめぐらす効果に、冷酒はおよばないのです。

脾胃《ひい》
脾臓と胃腸。消化器系の内臓。

◆酒の温度についていったものだが、酒は冷たすぎず、熱すぎず、温かいものがよいとしている。ぬる燗ぐらいであろうか。冷たい日本酒は口あたりがよく、ついつい飲みすぎてしまうことがあるだろう。また、熱すぎる燗酒では日本酒の味も風味もそこなわれてしまうだろう。

凡《およそ》酒は夏冬ともに、冷飲熱飲に宜しからず。温酒をのむべし。熱飲は気升《のぼ》る。冷飲は痰《たん》をあつめ、胃をそこなふ。丹溪《たんけい》は、酒は冷飲に宜しといへり。然れ共《ども》多くのむ人、冷飲すれば脾胃《ひい》を損ず。少《すこし》飲む人も、冷飲すれば、食気を滞《とどこお》らしむ。凡《およそ》酒をのむは、其《その》温気をかりて、陽気を助け、食滞《しょくたい》をめぐらさんがため也。冷飲すれば二の益なし。温酒の陽を助け、気をめぐらすにしかず。

酒を人にすすめるとき

酒を人にすすめるときに、とくにたくさん飲む人でも、その人の程度をこすと苦しませることになります。もし、その人の酒量を知らなかったら、少しすすめてみるとよいでしょう。その人が辞退《じたい》して飲まなければ、その人にまかせて、みだりにすすめるのは早めにやめるべきでしょう。量が足りなくて不機嫌《ふきげん》になったとしても、からだには害はありません。飲みすぎると、かならず害があります。

客にご馳走《ちそう》するときも、むやみに酒をすすめて苦しませるのは、思いやりにかけるというものです。深酔いさせてはいけません。客は主人がすすめなくても、ふだんよりは少し多く飲んで酔うものです。主人は酒をむやみにすすめず、客はいたずらに遠慮《えんりょ》せず、ほどよく酔って喜びをわかちあい、ともに楽しむこと、これがもっともよいことでしょう。

酒を人にすゝむるに、すぐれて多く飲む人も、よき程の節をすぐせばくるしむ。若《もし》その人の酒量《しゆりよう》をしらずんば、すこししゐ《ひ》て飲《のま》しむべし。其《その》人辞《じ》してのまずんば、その人にまかせて、みだりにしゐ《ひ》ずして早くやむべし。量にみたず、すくなくて無興《ぶきよう》なるは害なし。すぎては必《かならず》人に害あり。客に美饌《びせん》を饗《きよう》しても、みだりに酒をしゐ《ひ》て苦ましむるは情なし。大に酔《よわ》しむべからず。客は、主人しゐ《ひ》ずとも、つねよりは少《すこし》多くのんで酔《よう》べし。主人は酒を妄《みだり》にしゐ《ひ》ず。客は、酒を辞せず。よき程にのみ酔《よい》て、よろこびを合《あわ》せて楽《たの》しめるこそ、是《これ》宜しかるべけれ。

ほろ酔いに飲めば長生きの薬

『五湖漫聞《ごこまんぶん》』という書物に、多くの長生きをした人の名前と年齢をのせて、こ

◆酒は、ほどよく酔って喜びをわかちあい、ともに楽しむこと。まさにそのとおりである。

『五湖漫聞《ごこまんぶん》』 中国、明の張本の随筆集。

う書いてあります。

「その人の老に至《いた》りて衰《おとろ》えず、これを問うにみな酒を飲まず」いま自分の地方の人を観察してみると、とくに長生きした人の十人のうち九人は、みな酒を飲まない人です。酒をたくさん飲む人で長命なのはまれなのです。

酒はほろ酔いかげんに飲めば、長生きの薬となるでしょう。


五湖漫聞《ごこまんぶん》といへる書に、多く長寿の人の姓名と年数を載《のせ》て、其《その》人皆至テレ老ニ不レ衰《おとろえ》。問フレ之皆不レ飲マレ酒ヲ。といへり。今わが里の人を試《こころ》みるに、すぐれて長命の人十人に九人は皆不レ飲レ酒ヲ人なり。酒を多く飲む人の長命なるはまれなり。酒は半酔にのめば長生の薬となる。

酒とともに飲食してはいけないもの

酒を飲むときに、甘いものを食べてはいけません。また、酒を飲んだあとに辛《から》いものを食べてはいけません。人の筋骨《きんこつ》をゆるめるからです。酒を飲んだあとに

その人の老に至《いた》りて〜

その人たちは年老いておとろえることがない。その理由をたずねると、みな、酒を飲まないとのことであった。

焼酎を飲んではいけません。あるいは両方を一度に飲むと、筋骨をゆるめて苦しくなります。

酒をのむに、甘き物をいむ。又、酒後辛き物をいむ。人の筋骨《きんこつ》をゆるくす。酒後焼酒をのむべからず。或《あるいは》一時に合《あわせ》のめば、筋骨をゆるくし煩悶《はんもん》す。

焼酎の飲みかたに注意

焼酎は大毒があります。たくさん飲んではいけません。火をつけると燃《も》えやすいのを見ても、ひどく熱をもっていることがわかります。夏のあいだは陰気がからだの中にあり、服装も薄着《うすぎ》で、酒の毒が早く肌にもれ出るので、少量なら飲んでも害はありません。夏以外は飲んではいけません。

焼酎を原料に造《つく》った薬酒もたくさん飲んではいけません。毒に当てられます。薩摩のあわもり、肥前の火の酒などは、焼酎よりもさらに辛《から》く、熱いものです。外国からきた酒は飲んではいけません。酒の性質がわからず、疑《うたが》わしいからです。

薩摩 旧国名。鹿児島県の西部にあたる。

肥前 旧国名。佐賀県と壱岐・対馬をのぞく長崎県にあたる。

焼酎を飲むときも、飲んだあとでも、熱いものを食べてはいけません。辛いものや焼味噌《やきみそ》などもよくありません。また熱い湯も飲んではいけません。大寒のときでも、焼酎を温めて飲んではいけません。大いに害があります。京都の南蛮酒《なんばんしゅ》も焼酎を原料に造ったものです。ですから、焼酎と同じ注意が必要です。焼酎の毒に当たったなら、緑豆《りょくとう》の粉、砂糖、葛《くず》粉、塩、紫雪《しせつ》などを、すべて冷水で飲むとよいでしょう。温かい湯で飲んではいけません。

焼酒《しょうちゅう》は大毒あり、多く飲べからず。火を付《つけ》てもえやすきを見て、大熱なる事を知るべし。夏月は、伏陰内にあり、又、表ひらきて酒毒肌《はだ》に早くもれやすき故、少《すこし》のんでは害なし。他月はのむべからず。焼酒にて造れる薬酒多く呑《のむ》べからず、毒にあてらる。薩摩《さつま》のあは《わ》もり、肥前《ひぜん》の火の酒、猶《なお》、辛熱甚し。異国より来る酒、のむべからず、性しれず、いぶかし。焼酒をのむ時も、のんで後にも熱物《あつきもの》を食すべからず。辛き物焼味噌《やきみそ》など食ふべからず。熱湯のむべからず。大寒の時も焼酒をあたゝめ飲《のむ》べからず。大に害あり。京都の南蛮酒《なんばんしゅ》も焼酒にて作る。焼酒《しょうちゅう》の禁《いましめ》と同じ。焼酒の毒にあたらば、緑豆粉《ぶんどう》、砂糖、葛粉《かつぷん》、塩《しお》、紫雪《しせつ》など、皆冷水にてのむべし。温湯をいむ。

紫雪《しせつ》　むかしの丹薬（練り薬）の名。解熱剤などとして用いる。

◆焼酎は日本酒よりもアルコール度数が高い。日本酒と同じように飲むと害が大きい。だから飲みかたには注意が必要ということであろう。

飲　茶　付たばこ

茶の効用と注意点

茶は上代にはありませんでした。中世になって中国から渡ってきたものです。そののち、人から愛され、日用欠かすことのできないものとなりました。

茶の性質は冷であって、気を下《くだ》し、眠気をさまします。

珍蔵器《ちんぞうき》は、長く飲むとやせてあぶらをもらすといっています。また、母炅《ぼけい》、蘇《そ》東坡《とうば》、李時珍《りじちん》らも茶の性質がよくないといっています。しかし、今日では朝から晩まで日々茶を飲んでいる人がたくさんいます。飲むことが習慣になると、からだを傷《いた》めないのでしょうか。ただ、茶は気を冷《ひ》やすものですから、一度に多くを飲んではいけません。

抹茶《まっちゃ》は、つかうときに炒《い》ったり煮たりしないので強いものです。

煎茶《せんちゃ》は、つかうときに炒ったり煮たりするのでやわらかなものです。ですから、

珍蔵器《ちんぞうき》　中国、唐代の医者。
母炅《ぼけい》　中国、唐の官僚。
蘇東坡《そとうば》　蘇軾《そしょく》。中国、北宋の文人。政治家。
李時珍《りじちん》　中国、明末の本草学者。医家・本草の学に精通。本草学とは中国の薬物学。

ふだんは煎茶を飲むとよいでしょう。

食後に熱い茶を少し飲んで、食物を消化させ、渇《かわ》きをいやすのはよいことです。ただし、塩を入れて飲んではいけません。腎臓《じんぞう》を悪くします。

空腹のときに茶を飲んではいけません。脾胃《ひい》をそこねます。

濃い茶は多く飲んではいけません。新しく生じた気をそこなうからです。

中国の茶は性質が強いものです。製造のときに、煮ないからです。

からだの弱い人や病人は、今年できた新茶を飲んではいけません。眼病、上気、下血、下痢《げり》などの心配があります。新茶は正月ごろから飲むのがよいでしょう。人によってはその年の九、十月ごろから飲んでも害はありません。

新茶の毒に当たったら、香蘇散《こうそさん》、不換金正気散《ふかんきんしょうきさん》などを症状に応じて使用するとよいでしょう。あるいは梅干、甘草《かんぞう》、砂糖、黒豆、生姜《しょうが》などを用いるのもよいでしょう。

茶《ちゃ》、上代はなし。中世もろこしよりわたる。其後、玩賞《がんしょう》して日用かくべからざる物とす。性冷にして気を下し、眠をさます。陳蔵器《ちんぞうき》は、久しくのめば痩《やせ》てあぶらをもらすといへり。母炅《ぼけい》、東坡《とうば》、李時珍《りじちん》など、その性よからざる事をそしれり。

脾胃《ひい》
脾臓と胃腸。消化器系の内臓。

上気
のぼせること。

香蘇散《こうそさん》
漢方薬。紫蘇葉、香付子、陳皮、甘草を混ぜ合わせ煎じたもので、風邪などの薬。

不換金正気散《ふかんきんしょうきさん》
漢方薬。胃を温め、温気を除き、胃腸の不正の気を正す。胃腸を害したときなどに用いる。

然《しかれ》ども今の世、朝より夕まで、日々茶を多くのむ人多し。のみ習《なら》へばやぶれなきにや。冷物なれば一時に多くのむべからず。抹《まつ》茶は用る時にのぞんでは、炊《い》らず煮《に》ず、故につよし。煎茶《せんじちゃ》は、用《もちい》る時炒《いり》て煮る故、やはらかなり。故につねには、煎茶《せんじちゃ》を服《ふく》すべし。飯後に熱茶少《すこし》のんで食を消し、渇をやむべし。塩を入《いれ》てのむべからず。腎《じん》をやぶる。空腹《くうふく》に茶を飲《のむ》べからず。脾胃《ひい》を損ず。濃茶《こいちゃ》は多く呑《のむ》べからず。発生《はっしょう》の気を損ず。唐茶は性つよし。製する時煮《に》ざればなり。虚人病人は、当年の新茶、のむべからず。眼病、上気、下血、泄瀉《せつしゃ》などの患《うれい》あり。正月よりのむべし。人により、当年九十月よりのむも害なし。新茶の毒にあたらば、香蘇散《こうそさん》、不換金《ふかんきん》、正気散《しょうきさん》、症によりて用ゆ。或《あるいは》白梅、甘草《かんぞう》、砂糖、黒豆、生薑《しょうが》など用ゆ《ふ》べし。

茶は冷、酒は温

茶の性質は冷です。酒の性質は温です。ですから酒は気を上《のぼ》らせますが、茶は気を下《さ》げます。酒に酔えば眠り、茶を飲めば眠気がさめます。その性質は正反対

甘草《かんぞう》
マメ科の多年草。根に甘味があり、漢方生薬として、鎮痛、鎮咳剤などに広くつかわれる。

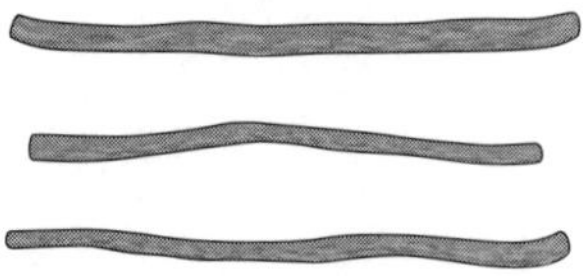

◆酒を飲み、リラックスして眠くなる。そしてカフェインが入った茶を飲めば、眠気がさめる。まさに益軒のいうとおりである。

なのです。

茶は冷也。酒は温也。酒は気をのぼせ、茶は気を下す。酒に酔へばねむり、茶をのめばねむりさむ。その性うらおもて也。

茶の煎じかた

茶を煎《せん》じる方法は、弱い火で炒《い》ってから、強い火で煎じます。煎じるときは、かたい炭《すみ》のよく燃えたものを盛《さか》んにおこして煎じます。そして、湯がたぎり沸騰してきたら冷水をさします。このようにすると、茶の味がよくなります。強い火で炒ってはいけません。弱く、やわらかな火で煎じてもいけません。以上は、みな中国の書物に書いてあります。

湯のわくときに、薏苡《よくい》の生葉をくわえて煎じると、香りがもっともよくなります。また性質もよくなります。『本草《ほんぞう》』にこう書いてあります。

「暑い月に煎じて飲めば、胃を暖め、気血をます」

中国の書物
中国、唐の陸羽の『茶経』。

薏苡《よくい》
ジュズダマ（数珠玉・イネ科の植物）、またハトムギの漢名。滋養・利水・強壮作用などがある。

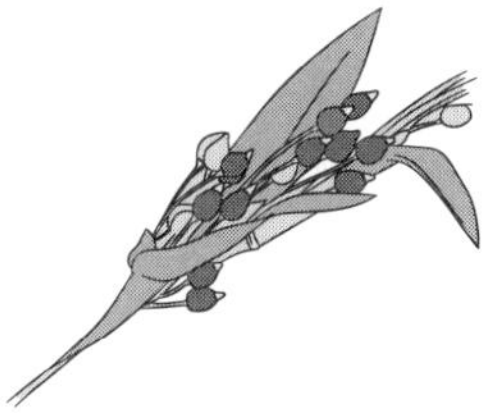

茶を煎《せん》ずる法、よは《わ》き火にて炊《い》り、つよき火にて煎ず。煎ずるに、堅き炭のよくもゆるを、さかんにたきて煎ず。たぎりあがる時、冷水をさす。如レ此すれば茶の味よし。つよき火にて炒《い》るべからず。ぬるくやはらかなる火にて煎ずべからず。右は皆もろこしの書に出たり。湯わく時、薏苡《よくい》《ジュズダマ》の生葉を加へて煎ずれば、香味尤《もつとも》よし。性よし。本草《ほんぞう》に、暑月煎じのめば、胃《い》を暖め気血をます。

奈良茶の効用

大和《やまと》の国では、みな奈良茶（茶漬け）を毎日食べています。飯に煎茶《せんちゃ》を注《そそ》いだものです。小豆《あずき》、ささげ、そら豆、緑豆、陳皮《ちんぴ》、栗、零余子《むかご》などをくわえて、茶を注いで食べます。食欲を増進させ、胸のとおりをよくします。

大和国中は、すべて奈良茶を毎日食す。飯に煎茶《せんじちゃ》をそゝぎたる也。赤豆《あずき》、豇豆《ささげ》、蚕豆《そらまめ》、緑豆《ぶんどう》、陳皮《ちんぴ》、栗子《くり》、零余子《むかご》など加へ、点じ用ゆ。食を進め、むねを開く。

『本草《ほんぞう》』
『本草綱目《ほんぞうこうもく》』。李時珍の編著の本草書（薬物学書）。

陳皮《ちんぴ》
蜜柑の皮を乾した生薬。漢方では、去痰、鎮咳、発汗、健胃剤として用いる。

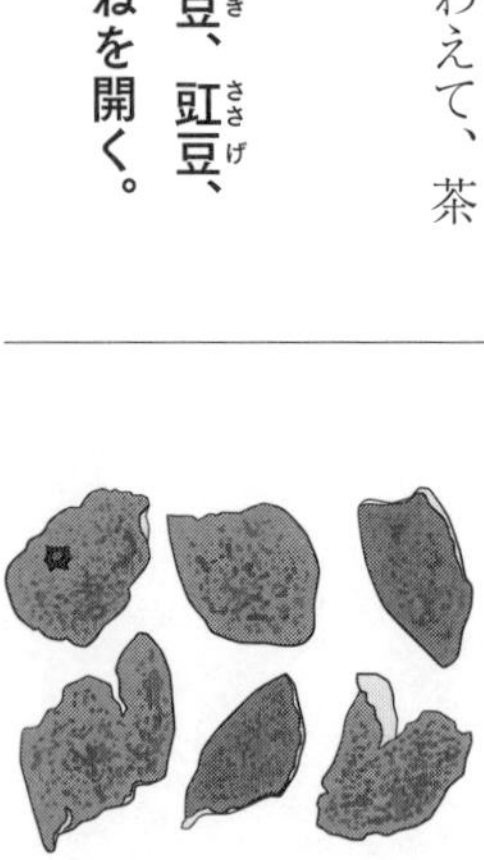

たばこの害

たばこは、近年、天正・慶長年間のころ、外国から渡ってきました。淡婆姑《たばこ》は日本語ではありません。外国語です。近世の中国の書物にたくさん書いてあります。また煙草ともいいます。朝鮮では南草《なんそう》といいます。日本ではこれを莨菪《ろうとう》とするのは誤りです。たばこと莨菪とは別物です。

たばこには毒があります。煙《けむり》をのんで目がまわり、たおれることがあります。習慣になると、それほどの害はなく、少しは益があるといわれますが、損失のほうが多いものです。病気になることもあります。また火災の心配もあります。習慣になると、癖《くせ》になって際限《さいげん》がなくなり、ついにはやめられなくなります。こうなると、することが多くなって、使用人の仕事も増してしまいます。

はじめからのまないのに越《こ》したことはないでしょう。貧しい人は、そのために出費も多くなってしまいます。

たばこは、近年、天正《てんしょう》、慶長《けいちょう》の比《ころ》、異国《いこく》よりわたる。淡婆姑《たんばこ》は和語にあらず。蛮語《ばんご》也。近世の中華の書に多くのせたり。又、烟草と云《いう》。朝鮮にては南草《なんそう》と云《いう》。

莨菪《ろうとう》

ハシリドコロ（走野老）などの慣用漢名。ハシリドコロはナス科の多年草で、根茎を莨菪根とよび、鎮痛薬に用いる。

◆益軒のいうとおり、たばこについては、はじめからのまないのにこしたことはないのである。

和俗これを莨菪《ろうとう》とするは誤れり。莨菪《ろうとう》は別物なり。烟草は性毒あり。煙をふくみて眩《めま》ひ倒《たお》るゝ事あり。習へば大なる害なく、少《すこし》は益ありといへ共《ども》、損多し。病《やまい》をなす事あり。又、火災のうれひあり。習へばくせになり、むさぼりて後には止めがたし。事多くなり、いたつがはしく家僕を労す。初《はじめ》よりふくまざるにしかず。貧民《ひんみん》は費《ついえ》多し。

慎色欲

色欲を慎むこと

『素問《そもん》』に、「腎《じん》は五臓の本」と書いてあります。そうであるとすれば、養生《ようじょう》の道は腎を養うことを重んじなければなりません。腎を養うのに薬をたよりにし

『素問《そもん》』

中国最古の医書。陰陽五行、鍼灸、脈などについて、黄帝とその臣の名医岐伯との問答体で書かれている。『黄帝素問』ともいう。

てはいけません。ただ精気《せいき》をたもってへらさないで、腎気をおだやかにして動かさないようにするのがよいのです。

『論語』にこうあります。

「若いときは血気方に壮《まさ》なり。これを戒《いまし》むること色にあり」

聖人の戒《いまし》めは守ることです。血気が盛《さか》んであるのにまかせて、色欲を慎《つつし》まないと、かならず礼法にそむいて法にはずれることになり、恥《はじ》をうけて面目をうしなうことがあります。あとになって後悔《こうかい》しても意味がありません。あらかじめ後悔しないように礼法をかたく守るべきでしょう。

精気を浪費《ろうひ》し、元気をへらすのは、寿命《じゅみょう》を短くすることになります。おそれるべきことです。若いときから男女の欲が深くて、生気を多くへらした人は、生まれつき元気がそなわっていても、下部の元気が少なくなり、五臓の根本（腎）が弱くなって、きっと短命になるでしょう。大いに慎まなければなりません。

飲食の欲と男女のそれは、人の大欲です。ですから、ついつい抑《おさ》えられなくなりやすいので、この二つはもっともかたく慎まなければなりません。これを慎まなければ、脾臓《ひぞう》・腎臓の真気がへっていくので、いくら薬で補《おぎな》っても、食で補っても、その効果はありません。

『論語』に〜
『論語』季氏篇のなかの孔子の言葉。君子には戒めなければならないことが三つあるとし、その一つ。「若いときには、まだ血気が落ち着かないので、戒めは色欲にある」

◆色欲もまたかたく慎まなければならないと説く。何事も自らのほしいままにせず、自制しなければならないのである。

老人は、とくに脾臓・腎臓の真気を保養しなければならないのです。薬の力をあてにしてはいけません。

素問《そもん》に、腎者《じんは》五臓の本《もと》といへり。然らば養生の道《みち》、腎《じん》を養ふ事をおもんずべし。腎を養ふ事、薬補をたのむべからず。只精気を保《たも》つてへらさず、腎気《じんき》をお《を》さめて動かすべからず。論語に曰《いわく》、わかき時は血気方《マサニ》壮《ン》なり。戒レ之《コトヲ》在《リ》レ色《ニ》。聖人の戒《いましめ》守るべし。血気さかんなるにまかせ、色慾《しきよく》をほしいまゝにすれば、必先《かならずまず》礼法をそむき、法外を行《おこな》ひ、恥辱《ちじょく》を取《とり》て面目《めんぼく》をうしなふ事あり。時過《すぎ》て後悔《こうかい》すれどもかひなし。かねて、後悔なからん事を思ひ、礼法をかたく慎むべし。況《いわんや》精気をつい《ひ》やし、元気をへらすは、寿命《じゅみょう》をみじかくする本なり。おそるべし。年若き時より、男女の欲ふかくして、精気《せいき》を多くへらしたる人は、生付《うまれつき》さかんなれ共、下部《げぶ》の元気すくなくなり、五臓《ごぞう》の根本よは《わ》くして、必《かならず》短命なり。つゝしむべし。飲食男女は人の大欲なり。恣《ほしいまま》になりやすき故、此《この》二事、尤《もっとも》かたく慎むべし。是をつゝしまざれば、脾腎《ひじん》の真気へりて、薬補《やくほ》、食補《しょくほ》のしるしなし。老人は、ことに脾腎《ひじん》の真気を保養《ほよう》すべし。補薬のちからをたのむべからず。

からだは脾臓・腎臓が本源

腎臓《じんぞう》は五臓の本《もと》、脾臓《ひぞう》は滋養《じよう》の源です。ですから、人間のからだは脾臓・腎臓を本源とします。草木に根があるようなものです。大切に保養して丈夫にしましょう。もとが丈夫であれば、からだは安全というものです。

腎《じん》は五臓《ごぞう》の本《もと》、脾《ひ》は滋養の源《みなもと》也。こゝを以《もつて》、人身は脾腎《ひじん》を本源とす。草木の根本あるが如し。保ち養《やしな》つて堅固にすべし。本固《もとかた》ければ身安し。

『養生訓』に学び、自らを振り返る

総論からくり返し、多食と、食べてすぐに眠ることを戒めている。まず守らなければならない、養生の要点といえるだろう。

また、飲食について、食べかたや調理法、食べてはいけないものなどが、くわしく説明されているが、食事の際の心の状態についてもふれている。食べるとき、そして食べたあとに、怒ったり、思い悩んだりしないこと。食事は楽しく、それが養生につながるのであろう。

そして、飲酒についてである。まずは飲み過ぎないこと、これが基本である。酒については、自分はもちろん、人にすすめるときにも気をつけなければならない。

益軒は、酒は飲みすぎず、ほどよく飲めば薬にもなるという。「酒は百薬の長」というわけだ。そして、微酔に酔い、仲間とともに喜びをともにし、酒を楽しむ。自らの飲酒について振り返ってみるとよいだろう。白楽天の詩にあるように酒代がかさんでいるようなことはないだろうか。倹約と養生の両方について考えてみるのもよいだろう。

5

巻第五　五官
二便
洗浴

五　官

心は人のからだの主君

心は、人のからだの主君です。ですから、天君といってもよいでしょう。思うことをつかさどる主なのです。耳・目・口・鼻・体の五つは、聞く、見る、話す、食べる、嗅《か》ぐ、動くというそれぞれの役割としての職分があるので、五官といいます。いわば心の使用人なのです。

心は内にあって五官をつかさどっています。よく考えて、五官のしていることの是非を正さなければなりません。天君をもって五官をつかうのはかしこいことです。ですが、五官をもって天君をつかうのは愚《おろ》かなことです。

心はからだの主人ですから、安楽にしてやり、苦しめてはいけません。五官は天君（心）の命にしたがって、それぞれの官職をよく務めて、勝手気ままなことをしてはいけません。

◆「五官」は、耳・目・口・鼻・体の五つのこと。この巻では、五官をもとに、部屋、姿勢、寝るとき、さまざまな健康法、歯や目の健康、便通、入浴法などの心得や注意点について述べている。

心は人身の主君也。故天君《ゆえにてんくん》と云《いう》。思ふ事をつかさどる。耳目口鼻形 形は頭身手足也。 此五官は、きくと、見ると、かぐと、物いひ、物くふと、うごくと、各其《その》事をつかさどる職分ある故に、五官と云《いう》。心のつかひ物なり。心は内にありて五官をつかさどる。よく思ひて、五官の是非を正すべし。天君を以て五官をつかふは明なり。五官を以《もって》天君をつかふは逆なり。心は身の主なれば、安楽ならしめて苦しむべからず。五官は天君の命をうけ、各官職をよくつとめて、恣《ほしいまま》なるべからず。

部屋は暗すぎず、明るすぎず

いつもいる部屋《へや》は、南向きで戸に近く、明るいところがよいでしょう。陰鬱《いんうつ》でうす暗いところにいつもいるのはよくありません。気をふさいでしまうからです。また、光りが強く明るすぎるところも、いつもいると精神がおちつきません。陰と陽の中間で、明と暗とが半々なところがよいのです。ひどく明るいときはすだれをおろし、暗いときにはすだれを上げればよいでしょう。

◆部屋は暗すぎず、明るすぎず、ほどよい明るさがよいと説く。そうした環境にいれば、心身ともにすこやかでいられるであろう。

つねに居る処は、南に向ひ、戸に近く、明なるべし。陰鬱《いんうつ》にしてくらき処に、常に居るべからず、気をふさぐ。又かゞやき過《すぎ》たる陽明の処も、つねに居ては精神をうばふ。陰陽の中にかなひ、明暗相半《なかば》すべし。甚《はなはだ》明《あかる》ければ簾《すだれ》をおろし、くらければ簾をかゝぐべし。

正しい姿勢で座る

座《すわ》るときは、姿勢《しせい》を正して座ることです。かたよってはいけません。休息しているときは、あぐらをかいてもよいでしょう。膝《ひざ》をおって、からだをかがめているのはよくありません。また、ときどき椅子《いす》に腰掛《こしか》けると、気の循環《じゅんかん》がよくなります。中国の人は、いつもこのようにしています。

坐するには正坐すべし。かたよるべからず。燕居《えんきょ》には安坐すべし。膝《ひざ》をかゞむべからず。又より〳〵牀几《しょうぎ》にこしかけ居れば、気めぐりてよし。中夏の人は、つねにかくのごとくす。

部屋も家具も質素で清潔に

ふだんいる部屋も、ふだんつかう家具も、かざり気なく質素《しっそ》で清潔なものがよいでしょう。居間《いま》は冷たい風を防《ふせ》いで、気もちよく安らかにすごせるようにすることです。家具は、用をたすことができれば、それでよいのです。華美《かび》を好むと癖《くせ》になり、贅沢《ぜいたく》な心が起こって、心を苦しめ、わずらわしいことになります。まさに養生《ようじょう》の道の害となるのです。

座るところや寝るところに、少しでもすき間があれば、そこをふさいでおきましょう。すき間風や吹きとおす風は、ともに人の肌《はだ》にとおりやすくて病気をひき起こすからです。おそれるべきです。夜、寝たときに耳もとに風が吹いてくるような穴があれば、すぐにそれをふさぎましょう。

常に居る室も常に用《もちう》る器も、かざりなく質朴《しつぼく》にして、けがれなく、いさぎよかるべし。居室は風寒をふせぎ、身をおくに安からしむべし。器は用をかなへて、事かけざれば事たりぬ。華美を好めばくせとなり、おごりむさぼりの心おこりて、心を苦しめ、事多くなる。養生の道に害あり。坐する処、臥《ふ》す処、少《すこし》もすき間あ

◆家具は用をたすことができれば、それでよい。それ以上を求めない。贅沢な心は養生の害となるという。家具に限らず、ほかのものについてもいえることだろう。

らばふさぐべし。すき間の風と、ふき通す風は、人のはだえ《へ》に通りやすくして、病おこる。おそるべし。夜臥《ふ》して耳辺に風の来る穴あらば、ふさぐべし。

寝るときの姿勢

夜、寝るときは、かならずからだを横向きにして、わきを下にして寝るようにしましょう。仰向けはいけません。仰向けに寝ると気がふさがってうなされることがあります。胸の上に手をおいてもいけません。寝入ってから気がふさがり、うなされることがあります。この二つは用心しなければなりません。

夜ふすには必《かならず》側《かたわら》にそばたち、わきを下にしてふすべし。仰《あお》のきふすべからず。仰のきふせば気ふさがりて、おそはるゝ事あり。むねの上に手をおくべからず。寝入《ねいり》て気ふさがりて、おそはれやすし。此二《ふたつ》いましむべし。

寝るときに灯をつけない

夜、寝るときに、着物で顔をおおってはいけません。気をふさいで、のぼせてしまいます。また、寝るときに、灯《あかり》をつけたままではいけません。精神が安定しないからです。もしつけるのであれば、灯をかすかにして、おおっておくとよいでしょう。眠るときは口を閉じることです。口を開いたまま寝ると、真気をへらして、また歯が早くぬけてしまいます。

夜臥《ふす》に、衣を以面《もつて》をおほふべからず。気をふさぎ、気上《のぼ》る。夜臥《ふす》に、燈をともすべからず。魂魄《こんぱく》定まらず。もしともさば、燈をかすかにして、かくすべし。ねむるに口をとづべし。口をひらきてねむれば、真気を失なひ、又、牙歯《がし》早くを《お》つ。

一日に一度、按摩と指圧

およそ一日に一度、自分の頭から足先にいたるまで、全身のこらず、とくに関節を、人に頼んで按摩《あんま》をさせ、指圧《しあつ》をさせるとよいでしょう。各部位、十回くらいくり返します。

まずは頭のてっぺん、ついで頭のまわり、それから両眉《まゆ》の外側、つぎに眉じり、さらに鼻柱《はなばしら》のわき、耳の内側、耳のうしろなど、すべて指圧します。ついで耳のうしろからうなじの左右をもみます。左側を右手で、右側を左手でもみます。

つぎに両肩《かた》、ひじの関節、うで、そして手の十指をひねらせます。それから背中をおさえて、たたかせます。それがすむと、腰の横とうしろをなでさすらせます。つぎに胸、両乳、さらに腹部も何度もなでさせます。

つぎに両股《また》、両ひざ、すねの表裏、足のくるぶし、足の甲《こう》、足の十指、足の裏などを両手でなでてひねらせます。

これは『寿養叢書《じゅようそうしょ》』の説です。自分の手で自ら行なってもよいでしょう。

凡《およそ》一日に一度、わが首《こうべ》より足に至るまで、惣身《そうしん》のこらず、殊につがひの節ある所、悉《ことごと》く人になでさすりおさしむる事、各所《かくしょ》十遍《ぺん》ならしむべし。先《まず》百会《え》の穴、次に頭の四方のめぐり、次に両眉の外、次に眉《まゆ》じり、又鼻ばしらのわき、耳の内、耳のうしろを皆おすべし。次に風池《ふうち》、次に項《うなじ》の左右をもむ。左には右手、右には

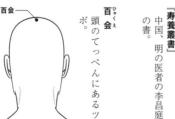

『寿養叢書《じゅようそうしょ》』 中国、明の医者の李昌庭の書。

百《ひゃく》会《え》 頭のてっぺんにあるツボ。

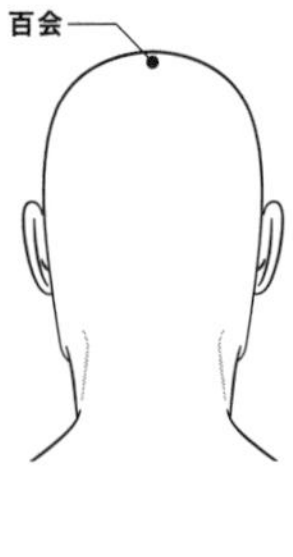

左手を用ゆ《ふ》。次に両の肩、次に臂骨《ひじぼね》のつがひ、次に腕《うで》、次に手の十指をひねらしむ。次に背《せ》をおさへ、うちうごかすべし。次に腰及腎堂《じんどう》をなでさする。次にむね、両乳、次に腹を多くなづる。次に両股《もも》、次に両膝《ひざ》、次に脛《はぎ》の表裏、次に足の踝《くるぶし》、足の甲《こう》、次に足の十指、次に足の心《うら》、皆、両手にてなでひねらしむ。是《これ》寿養叢書の説也。我手にてみづからするもよし。

心は静、からだは動

『入門』に書いてありますが、導引《どういん》の法は保養の一つの方法です。人の心はつねに平静であるのがよいのです。そして、からだはいつも動かしているのがよいのです。終日《しゅうじつ》じっと安楽《あんらく》に座っていると、病気にかかりやすいものです。長時間立っていたり、長時間歩いたりすることより、長時間寝ていたり、長時間座《すわ》っていたりすることのほうが、大いに害となるのです。

入門曰《ニいわく》、導引《どういん》の法は、保養中の一事也。人の心は、つねに静なるべし。身は

風池《ふうち》 後頭部にあるツボ。

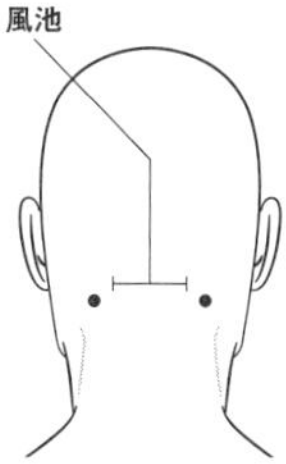

『入門』 『医学入門』。明代の医者・李梴の著書。

導引《どういん》 中国道家の養生法・健康法。さまざまな身体の動きと呼吸法を組み合わせて行なう。

◆「総論」でも述べられているが、心は静かに、からだは動かすようにする。そして、楽な姿勢で長時間座っていることを戒めている。

つねに動かすべし。終日安坐すれば、病生じやすし。久立《クたち》、久行《クゆく》より、久臥《クふし》、久坐《クスル》は、尤《もつとも》人に害あり。

朝早く起きて足を刺激する

五更《ごこう》に起きて座《すわ》り、一方の手で足の五指をにぎり、他方の手で足の裏を長くなでさするとよいでしょう。こうして足の裏が熱くなったら、両手で両足の指を動かします。この方法は使用人に命じてやってもらうのもよいでしょう。

あるいは、つぎのような説もあります。五更にかぎらず、毎夜（早朝暗いうち）起きて座り、このような動作を長くつづけると、足の病気にかかりません。上気を下《おろ》し、足がよわく立ちにくいのも治《なお》します。これを長いあいだつづけて、おこたらなければ、脚《あし》の弱いのを強くし、立たなかった足をよくします。これは、たいへんな効能があると古人も認めています。

『養老寿親書《ようろうじゅしんしょ》』のなかに、また蘇東坡《そとうば》の説のなかにも見られます。

五更《ごこう》
一夜を五等分した最後の時刻。現在の時刻で、夏は午前二時ごろから午前四時ごろまで、冬は午前三時二〇分すぎから午前六時ごろまで。

上気
のぼせること。

『養老寿親書《ようろうじゅしんしょ》』
中国、宋の医者の陳直の書。

蘇東坡《そとうば》
蘇軾《そしょく》。中国、北宋の文人。政治家。

五更《ごこう》におきて坐し、一手にて、足の五指をにぎり、一手にて足の心《うら》をなでさする事、久しくすべし。如レ此して足心《あしのうら》熱せば、両手を用ひて、両足の指をうごかすべし。右の法、奴婢《ぬび》にも命じて、かくのごとくせしむ。或云《あるいはいう》、五更にかぎらず、毎夜おきて坐し、如レ此する事久しければ、足の病なし。上気を下《くだ》し、足よはく《わ》、立《たち》がたきを治す。久しくしておこたらざれば、脚のよはき《わ》をつよくし、足の立《たち》かぬるをよくいやす。甚《はなはだ》しるしある事を古人いへり。養老寿親書《ようろうじゅしんしょ》、及東坡《およびとうば》が説にも見えたり。

寝るまえにすること

毎夜、寝るまえに、櫛《くし》で髪《かみ》をよくすき、湯で足を洗うとよいでしょう。こうすると、気の循環《じゅんかん》がよくなります。

また、寝るまえに、熱い茶に塩を入れてうがいをするとよいでしょう。口中を清潔にし、歯を丈夫にします。茶は番茶で十分です。

毎夜ふさんとするとき、櫛《くし》にて髪をしきりにけづり、湯にて足を洗ふべし。是よく気をめぐらす。又、臥《ふす》にのぞんで、熱茶に塩を加へ、口をすゝぐべし。口中を清くし、牙歯《がし》を堅くす。下茶よし。

目をつむること

『入門』にこうあります。

「四十歳以上になったら、用がないときは、目をつむっているとよい」

用事がないときは、目を開かないでよいでしょう。

入門に曰《いわく》、年四十以上は、事なき時は、つねに目をひしぎて宜し。要事なくんば、開くべからず。

『入門』『医学入門』。明代の医者・李梴の著書。

◆目を休ませるとともに、目を閉じることによって、心をおちつかせることにもなるのだろう。

温めすぎないこと

一般に、厚着をして、熱い火にあたり、熱い湯に入り、しかも長く入り、熱いものを食べてからだを温めすぎると、気が外にもれてへり、のぼせます。これはみな、人のからだに大きな害があります。用心しましょう。

凡《およそ》衣をあつくき、あつき火にあたり、あつき湯に浴《よく》し、久しく浴し、熱物を食して、身をあたゝめ過《すご》せば、気外《ほか》にもれて、気へり、気のぼる。是《これ》皆人の身に甚《はなはだ》害あり、いましむべし。

足がしびれたときに

身分の高い人のまえに長いあいだかしこまっていたり、殿様の屋敷に長く座《すわ》っていたりして、足がしびれて急に立てず、たおれてしまうことがあります。立とうとするまえに、自分で足の左右の親指を何度も動かし、屈伸《くっしん》するとよいでしょう。

◆現代では膝をおって正座をする機会はあまりないが、益軒の時代では正座はあたり前。長く正座して、足がしびれて立てないこともたびたびあったのだろう。

こうすると、しびれて動かないことを防《ふせ》いで、立てないという心配がありません。

ふだんから、ときどき両足の親指を屈伸させ、きびしく習慣づけておくと、こむらがえりの心配がなくなります。かりにこむらがえりを起こしても、足の親指を何度も動かせば治《なお》ります。

これは、救急《きゅうきゅう》の方法ですから、知っておく必要があります。上気する人も、両足をのばして、親指を何度も動かしていると、気が下がります。この方法もまた、人の役に立つものです。

貴人の前に久しく侍《は》べり、或《あるいは》公廨《くがい》に久しく坐して、足しびれ、にはかに立事《たつ》ならずして、たふれふす事あり。立《たた》んとする前より、かねて、みづから足の左右の大指を、しばしば動し、のべかゞめすべし。かやうにすれば、しびれなえずして、立《たち》がたきのうれひなし。平日、時々両足《りょうそく》の大指を、のべかゞめ、きびしくして、ならひとなれば、転筋《てんきん》《コブラガヘリ》のうれひなし。又、転筋したる時も、足の大指をしばしば動かせばやむ。是《これ》急を治するの法なり。しるべし。上気する人も、両足をのべて、大指をしばしば動すべし、気下る。此法、又人に益あり。

寒風を防ぐ

東垣《とうえん》は、こういっています。

「うす着で、いきなり寒い風にあたったときは、全身の気をひきしめ、寒風を防《ふせ》いで、肌《はだ》に入らないようにしなければならない」

東垣《とうえん》が曰《いわく》、にはかに風寒にあひて、衣うすくば、一身の気を、はりて、風寒をふせぎ、肌《はだ》に入らしむべからず。

めがねについて

めがねのことを靉靆《あいたい》という、と『留青日札《りゅうせいにっさつ》』という本に書いてあります。また、眼鏡《がんきょう》ともいいます。四十歳以後は、早くめがねをかけて視力を保護するべきです。国産の水晶でつくったものがよいでしょう。拭《ふ》くときは絹でもって、両指にはさんで拭くことです。あるいは羅紗《らしゃ》で拭くのもよいでしょう。硝子《がらす》製はわれやすく、

東垣《とうえん》 李東垣。元・金代の医者。

『留青日札《りゅうせいにっさつ》』 中国、明の田藝衡の撰。学術文芸に関する雑録を記している。

羅紗《らしゃ》 羊毛で地の厚く密な毛織物。

水晶製におとります。硝子製は灯心《とうしん》で拭くとよいでしょう。

めがねを靉靆《あいたい》と云《いう》。留青日札《りゅうせいにっさつ》と云《いう》書に見えたり。又眼鏡《がんきょう》と云《いう》。四十歳以後は、早くめがねをかけて、眼力を養ふべし。和水晶《わすいしょう》よし。ぬぐふにきぬを以《もって》、両指にて、さしはさみてぬぐふべし。或《あるいは》羅紗《らしゃ》を以《もって》ぬぐふ。硝子《びいどろ》はくだけやすし。水晶におとれり。硝子は燈心《とうしん》にてぬぐふべし。

毎朝の健康法

歯を磨《みが》き、目を洗う方法は、毎朝、まず熱い湯で目を洗って温め、鼻の中をきれいにして、つぎにぬるい湯で口中をすすいで、昨日から歯にたまっているものを吐《は》き出します。そして干した塩をつかって上下の歯と歯ぐきをすり磨《みが》き、ぬるま湯をふくんで、口中を二、三十回すすぎます。そのあいだに、別の椀《わん》にぬるま湯を、あらい布でつくった小篩《こふるい》でこして入れておき、手と顔とを洗います。洗いおわって、口にふくんでいた塩湯を、さきの小篩に吐き出し、濾過《ろか》して椀に入れ、

灯心《とうしん》　油をひたして火をともすもの。

その塩湯で目を洗います。左右それぞれ十五回くらい洗うとよいでしょう。それから別の椀に入れておいた湯でふたたび目を洗い、口をすすぎます。これで朝の健康法はおわりです。

毎朝これをおこたることなく実行すれば、歯は丈夫でゆらぐことはありません。年をとっても抜けません。虫歯にもなりません。視力もおとろえず、老いても目の病気はなく、夜でも細字の読み書きができます。

これは目と歯とをたもつよい方法です。やってみてよい効きめがあったという人も多くいます。

私もまた、この方法を長く実行してきたので、その効果があり、いま八十三歳になっても、夜になって細字を読み書きし、歯も丈夫で一本も抜けていません。目と歯に病気はありません。毎朝こうすれば、長いあいだには習慣になって苦にもなりません。ですから、私はつま楊枝《ようじ》をつかう必要もないのです。

牙歯《がし》をみがき、目を洗ふ法、朝ごとに、まづ熱湯にて目を洗《あら》ひあたゝめ、鼻中をきよめ、次に温湯《おんとう》にて口をすゝぎ、昨日よりの牙歯《がし》の滞《とどこおり》を吐《はき》すて、ほしてかはける塩を用ひて、上下の牙歯《がし》と、はぐきをすりみがき、温湯をふくみ、口中を

◆健康法の内容については、現代医学からするとよくない部分もあるだろうが、益軒は八十三歳にして歯が一本も抜けていないということはおどろきである。養生法を自ら実践しつづけてきた結果であろう。

すゝぐ事二三十度、其間に、まづ別の碗《わん》に、温湯を、あら布の小篩《こふるひ》を以《もつて》こして入れ置《おき》、次に手と面《かお》をあらひ、お《を》はりて、口にふくめる塩湯を、右のあら布の小ぶるひにはき出し、こして碗《わん》に入《いれ》、其塩湯を以《もつて》目を洗ふ事、左右 各《おのおの》十五度《たび》、其後べちに入置《いれおき》たる碗の湯にて、目を洗ひ、口をすゝぐべし。是にてお《を》はる。毎朝かくのごとくにして、おこたりなければ、久しくして牙歯《がし》うごかず。老《おい》てもおちず。虫くはず。目あきらかにして、老にいたりても、目の病なく、夜、細字をよみ書く。是《これ》目と歯とをたもつ良法なり。こゝろみて、其しるしを得たる人多し。予も亦、此法によりて、久しく行なふゆへ《ゑ》、そのしるしに、今八十三歳にいたりて、猶《なお》夜、細字をかきよみ、牙歯《がし》固《かた》くして一もおちず。目と歯に病なし。毎朝かくのごとくすれば、久しくして後は、ならひてむづかしからず、牙杖《ようじ》にて、牙歯《がし》をみがく事を用ひず。

かたいものを噛まない

若いとき、歯の強いことを過信《かしん》して、かたいものを食べてはいけません。梅や楊桃《やまもも》の種などを噛《か》み割《わ》ってはいけません。あとになって歯が早く抜けてしまうでしょう。細字をたくさん書くと、目だけでなく、歯も悪くなるものです。

わかき時、歯のつよきをたのみて、堅き物を食ふべからず。梅《うめ》、楊梅《やまもも》の核《さね》などかみわるべからず。後年に、歯早くをつ《お》。細字を多くかけば、目と歯とを損ず。

つま楊枝を深くささない

つま楊枝《ようじ》で歯の根を深くさしてはいけません。歯の根が浮《う》いてぐらぐら動きやすくなるからです。

牙杖《ようじ》にて、牙根をふかくさすべからず。根うきて、うごきやすし。

風にあたって寝ないこと

寒い月はおそく起きて、暑い月は早く起きるとよいでしょう。いかに暑い月でも、風にあたって寝てはいけません。眠っているうちに、風にあたるのはよくないのです。また、寝ているあいだ、扇《おうぎ》であおがせるのもいけません。

寒月はおそくおき、暑月は早くおくべし。暑月も、風にあたり臥《ふ》すべからず。ねぶりの内に、風にあたるべからず。ねぶりの内に、扇《おうぎ》にてあふがしむべからず。

食後にすること

『千金方』にこう書いてあります。

「食べおわるごとに、手をもって面《かお》をすり、腹をなで、津液《しんえき》を通流《つうりゅう》すべし。行歩すること、数百歩すべし。飲食して即臥《そくが》すれば、百病生ず。飲食して仰《あお》のきに臥《ふ》せば、気痞《きひ》となる」

『千金方』
唐の医者孫思邈《そんしばく》の撰になる医学全書。『千金要方』とも。日本には奈良時代に伝来し、活用された。

食べおわるごとに〜
食べたあとは、手で顔をこすり、腹をなで、唾液の流通をよくする。数百歩散歩をすること。飲食してすぐに横になると、さまざまな病気を生じる。飲食して仰向けに寝ると、気がつかえる病気となる。

千金方 曰《いわく》、食しおはるごとに、手を以《もつ》て、面《かお》をすり、腹をなで、津液《しんえき》を通流《つうりゅう》すべし。行歩《こうほ》する事数百歩すべし。飲食して即臥《そくが》せば百病生ず。飲食して仰《あおの》きに臥せば、気痞《きひ》となる。

食後の按摩

『医説』にこう書いてあります。

「食して後、体倦《う》むとも、すなわち寝ることなかれ。身を運動し、二三百歩しずかに歩行して後、帯をとき、衣をくつろぎ、腰をのべて端座《たんざ》し、両手にて心腹を按摩《あんま》して、たて横に往来すること二十遍《ぺん》。また、両手を以って、わき腰の間よりおさえなでて下ること数十遍ばかりして、心腹の気ふさがらしめず。食滞《しょくたい》、手に随《したが》って消化す」

医説 曰《いわく》、食して後、体倦《う》むとも、即《すなわち》寝《いぬ》る事なかれ。身を運動《うんどう》し、二三百歩しずかに歩行して後、帯をとき、衣をくつろぎ、腰をのべて端坐し、両手にて心

『医説』 中国、宋の医者の張杲の書。

食して後〜 食後、けだるく感じても、すぐに横になってはいけない。からだを動かし、二三百歩しずかに歩いてから、帯をとき、衣服をゆるめ、腰をのばして正座し、両手で胸・腹を縦横に二十回ほど按摩する。また両手でわきや腰を押し、なでおろす動作を数十回すると、胸・腹の気がふさがらなくなる。食の滞りが手によってなくなり、消化が進んだのである。

腹を按摩《あんま》して、たて横に往来する事、二十遍。又、両手を以《もつて》、わき腰の間より、おさへなでて下る事、数十遍ばかりにして、心腹の気ふさがらしめず。食滞、手に随《したが》つて消化す。

二便

二つの便は早く排泄する

大小の二つの便は、早く排泄《はいせつ》するのがよいのです。我慢《がまん》すると害になります。そうはいっても、思いがけず忙しいことができたら、二つの便を排泄するひまがなくなってしまいます。

小便を長く我慢していると、たちまち小便がふさがって出なくなってしまう病気になることがあります。これを転脬《てんぷ》といいます。また、淋《りん》になることもありま

◆二つの便は我慢せず、早く排泄せよと説く。まさにそのとおりであろう。

転脬《てんぷ》 尿閉。

淋《りん》 頻尿。尿意の回数が多い症状。

す。
大便をしばしば我慢していると痔《じ》になります。また、大便はあまりいきまないのがよいのです。気がのぼって目が悪くなり、動悸《どうき》がします。害が多いのです。ですから自然にまかせることです。

便秘になったときには、唾液《だえき》が生じてからだをうるおし、胃腸の気を循環《じゅんかん》させる薬を飲むとよいでしょう。麻の実、胡麻《ごま》、杏子《あんず》の種、桃の種などを食べるのもよいでしょう。便秘を起こす食物は、餅、柿、芥子《からし》などですから、便秘する人は食べてはいけません。

便秘はそれほどの害はありませんが、小便が長く出ないのは危険です。

二便は早く通じて去《さる》べし。こらゆ《ふ》るは害あり。もしは不意に、いそがしき事出来ては、二便を去《さる》べきいとまなし。小便《しょうべん》を久しく忍《しの》べば、たちまち小便ふさがりて、通ぜざる病となる事あり。是を転脬《てんふ》と云《いう》。又、淋《りん》となる。大便をしばく忍《しの》べば気痔《きじ》となる。又、大便をつとめて努力《どりょく》すべからず。気上《のぼ》り、目あしく、心《むね》さわぐ。害多し。自然《じねん》に任すべし。只津液《しんえき》《イキツム》を生じ、身体をうるほし、腸胃の気をめぐらす薬をのむべし。麻仁《まにん》、胡麻《ごま》、杏仁《きょうにん》、桃仁《とうにん》など食ふべし。秘結《ひけつ》する食物、

糕《もち》、柿《かき》、芥子《からし》など禁じてくらふべからず。大便、秘《ひ》するは、大なる害なし。小便久しく秘《ひ》するは危し。

便秘を防ぐためには

いつも便秘をする人は、毎日便所に行って、あまりいきまないで、少しでよいから便通をつけるとよいでしょう。こうすれば、長く便秘をすることがありません。

常に大便秘結《ひけつ》する人は、毎日厠《かわや》にのぼり、努力せずして、成べきほどは少《すこし》づゝ通利すべし。如レ此すれば、久しく秘結せず。

洗浴

熱い湯に入ってはならない

熱い湯に入るのは害になります。湯の加減は自分でみて入浴するようにしましょう。気分がよいからといって、熱い湯につかってはいけません。気が上って気がへってしまいます。とくに目をわずらっている人や、からだが凍《こご》えている人は、熱い湯に入ってはいけません。

熱湯《あつゆ》に浴《ゆあみ》するは害あり。冷熱はみづから試《こころ》みて沐浴《もくよく》すべし。快《こころよき》にまかせて、熱湯《あつゆ》に浴すべからず。気上りてへる。殊に目をうれふる人、こらへたる人、熱湯に浴すべからず。

入浴の方法

熱くない湯を少したらいに入れて、そこに入り、別に用意している温かい湯を肩・背中から少しずつかけ注《そそ》ぎます。そして早く切り上げると、気がよく循環《じゅんかん》し食物をよく消化することができます。寒い月はからだが温まり、「陽気」を活気づけます。汗も出ません。こうすれば何度も入浴しても害はありません。たびたび入浴する場合は、肩や背中は湯をかけるだけで、からだはこすり洗いせず、ただ下部はよく洗って早くあがるとよいでしょう。長く入浴して、からだを温めすぎてはいけません。

あつからざる温湯を少盥《すこしたらい》に入《いれ》て、別の温湯を、肩背より少しづゝそゝぎ、早くやむれば、気よくめぐり、食を消す。寒月は身あたゝまり、陽気を助く。汗を発せず。如レ此すれば、しば〱浴するも害なし。しば〱浴するには、肩背は湯をそゝぎたるのみにて、垢《あか》を洗はず、只下部《げぶ》を洗ひて早くやむべし。久しく浴し、身を温め過《すご》すべからず。

胃腸の病気と入浴

下痢《げり》や食滞、腹痛などがあるときには、温湯に入り、からだを温めると気がよく循環《じゅんかん》して病気も治ります。とてもよく効《き》きます。病気のはじめなら、薬を飲むよりよいでしょう。

泄痢《せつり》し、及《および》食滞、腹痛に、温湯に浴し、身体をあたゝむれば、気めぐりて病《やまい》いゆ。甚《はなはだ》しるしあり。初発の病には、薬を服するにまされり。

湯治の効果と注意点

温泉は全国各地にたくさんありますが、病気によって、入浴してよいものと悪いものとがあります。また、よくも悪くもないものもあります。この三種類の病気のあることを心得て、温泉をよく選んで入浴するべきでしょう。

湯治《とうじ》をしてよい症状は外傷《がいしょう》です。打ち身、落馬、高所からの落下の打撲《だぼく》、疥癬《かいせん》

食滞
消化不良。

などの皮膚《ひふ》病、刀傷、腫《は》れものの長く治《なお》らないものなど、外傷には大いに効果があります。また、中風《ちゅうふう》、筋肉痛、けいれん、手足のしびれ、麻痺《まひ》などにも効きます。

内臓の病気は温泉にあいません。ですが、気鬱《きうつ》、食欲不振、積滞《しゃくたい》、気血不順など、からだが冷えることで生じる病気は、温湯で温めると気が循環《じゅんかん》してよくなることがあります。ただし、外傷のような速効は期待できないので、かるく温泉につかるのがよいでしょう。

また、入浴してもよくも悪くもない病気はたくさんあります。この場合は入浴しないほうがよいでしょう。

一方、入浴すると大きな害を招《まね》く病気もあります。とくに汗症《かんしょう》、虚労《きょろう》、熱病などがそれで、むやみに入浴してはいけません。湯治にむかず、他の病気を引き起こして死んだ人は数多くいます。用心しなければなりません。この道理を知らない人で、湯治はすべての病気によいと思うことは大きな誤りです。

『本草』の陳蔵器《ちんぞうき》の説を考えてみるとよいでしょう。湯治についてよく説明しています。

入浴はからだの強い病人であっても、一日に三度までです。からだの弱い人は、

気鬱《きうつ》　憂鬱症。

積滞《しゃくたい》　気が滞ること。

汗症《かんしょう》　汗がよく出る症状。

虚労《きょろう》　心身が疲労衰弱すること。

陳蔵器《ちんぞうき》　中国、唐代の医者。

一日に一、二度でよいでしょう。日の長短にもよりますが、何度も入浴するのはよくありません。からだの強い人でも、湯の中でからだを温めすぎてはいけません。湯船の端《はし》に腰かけ、湯を柄杓《ひしゃく》でかける程度でよいのです。長湯しないで早めにあがるのがよいでしょう。温めすぎて汗を出してはいけません。

逗留《とうりゅう》する日数は、一、二週間がよいでしょう。これを俗に一廻《めぐり》、二廻といいます。温泉を飲んではいけません。毒があります。刀傷の治療のために温泉で傷を治そうとした人が、あわない温泉なのに、早くよくなろうと思って、温泉を飲んだところ、かえって傷がひどくなって死んだという例があります。

温泉は、諸州に多し。入浴して宜しき症あり。あしき症あり。よくもなく、あしくもなき症有《あり》。凡《およそ》此三症有《あり》。よくゑ《え》らんで浴すべし。湯治《とうじ》してよき病症は、外症なり。打身《うちみ》の症、落馬したる病、高き所より落《おち》て痛《いた》める症、疥癬《かいせん》など皮膚《ひふ》の病、金瘡《きんそう》、はれ物の久しく癒《いえ》がたき症、およそ外病には神効《しんこう》あり。又、中風《ちゅうぶ》、筋引《すじひき》つり、しゞまり、手足しびれ、なゑ《え》たる症によし。内症には相応せず。されども気《き》欝《うつ》、不食、積滞《しゃくたい》、気血不順など、凡虚寒《およそきょかん》の病症は、湯に入あたゝめて、気めぐりて宜しき事あり。外症の速《すみやか》に効《しるし》あるにはしかず、かろく浴すべし。又、入浴

◆湯治・温泉療法の効果や注意点について述べたものである。一日に何度も入浴したり、長湯をしたりすることは、からだに負担をかけることになる。無理のない入浴を心がけよという教えである。

して益もなく害もなき症多し。是は入浴すべからず。又、入浴して大に害ある病症あり。ことに汗症《かんしよう》、虚労《きよろう》、熱症に尤《もつとも》いむ。妄《みだり》に入浴すべからず。湯治《とうじ》して相応せず、他病おこり、死せし人多し。慎しむべし。此《この》理をしらざる人、湯治《とうじ》は一切の病によしとおもふは、大なるあやまり也。本草《ほんぞう》の陳蔵器《ちんぞうき》の説、考みるべし。湯治《とうじ》の事をよくとけり。凡《およそ》入浴せば実症の病者も、一日に三度より多きをいむ。虚人《きよじん》は一両度なるべし。日の長短にもよるべし。しげく浴する事、甚《はなはだ》いむ。つよき人も湯中に入《いり》て、身をあたゝめ過《すご》すべからず。はたにこしかけて、湯を杓《ひしやく》にてそゝぐべし。久しからずして、早くやむべし。あたゝめ過《すご》し、汗を出すべからず。大にいむ。毎日かろく浴し、早くやむべし。日数は七日二七日なるべし。是《これ》を俗に一廻《めぐり》二廻《めぐり》と云《いう》。温泉をのむべからず。毒あり。金瘡《きんそう》の治のため、湯浴《ゆあみ》して疵癒《きずいえ》んとす。然るに温泉の相応せるを悦《よろこ》んで飲まば、いよ〳〵早くいゑ《え》んとおもひて、のんだりしが、疵《きず》、大にやぶれて死せり。

汲湯の効果

温泉のあるところに行けない人は、遠いところから汲《く》んできてもらって入浴します。これを汲湯《くみゆ》といいます。寒い月は水の性質がかわらないので、これに入ると多少の効果はあるでしょう。ですが、温泉地からわき出た温熱の気をうしなって、陽気も消えて、腐《くさ》った水のようになったのだから、ふつうの清水を新しく汲んだものより、性質がおとっているのではないかという人もいます。

温泉ある処に、いたりがたき人は、遠所に汲《くみ》よせて浴す。汲湯《くみゆ》と云《いう》。寒月は水の性損ぜずして、是を浴せば、少益あらんか。しかれども、温泉の地よりわき出たる温熱の気を失ひて、陽気きえつきて、くさりたる水なれば、清水の新に汲めるよりは、性おとるべきかといふ人あり。

『養生訓』に学び、自らを振り返る

「五官」では、日常のさまざまな場面における、養生の心得・注意点などが細かく説かれているが、まず心とからだについて述べている。心が主、からだは従。あくまで主体は心であり、心を安楽にし、苦しめてはならないとしている。ストレスを感じやすい現代社会。ふだんの生活のなかでも心を苦しめることが多々あるだろう。だからこそ、心を安楽にたもつ工夫が必要ではないだろうか。自分なりの心の健康法を考えてみるとよいだろう。

また、部屋の明るさについて言及している。「暗すぎず、明るすぎず」である。パソコンでの作業などでも、明かりのとりかたに注意し、ほどよい明るさを心がけたいものである。

さらに部屋・家具は清潔に、かつ質素にすべきだという。整理整頓、身のまわりをきれいにすることはもちろん、道具は用をたすことができれば、それでよいのである。もっとよいものと、その上を求めつづけるときりがなくなる。益軒は、それが養生の道の害になるという。贅沢は禁物。心あたりはないか振り返ってみるとよいだろう。

6

巻第六　慎病
択医

慎病

無病のときに慎む

古い言葉に、「病想《そう》を作《な》す」というものがあります。その意味は、病気がないときに、病気になったときの苦痛をつねに思いめぐらして、風・寒・暑・湿の外《がい》邪《じゃ》を防《ふせ》ぎ、酒食や好色の内欲を自制し、からだの起臥《おきふし》、動静を慎《つつし》めば病気にならないということです。

また、古い言葉に「安閑《あんかん》の時、常に病苦の時を思え」とあります。その意味は、病気がなくのんびりしているときに、つねに病気の苦痛を思い起こして、その苦しみを忘れてはならないということです。無病のときにこそ慎んで、勝手《かって》気ままにしなければ、病気にはなりません。これは病気にかかってから、良薬を服用したり、鍼《はり》・灸《きゅう》をしたりするより、はるかによいことです。

邵康節《しょうこうせつ》の詩に、「その病《や》んだ後、能《よ》く薬を服せんより、病前《やむ》に能く自《みず》から防ぐに

◆「慎病」は、病気について説いたものである。まず病気にならないこと、つまり予防である。そして、万一病気になった場合の心得、医者の選びかた、さらには医者のありかたなどについて述べている。

外邪《がいじゃ》 37頁参照。

内欲 37頁参照。

邵康節《しょうこうせつ》 中国、宋代の学者。

しかず」とあるようなものです。

古語に、常ニ作ス二病想ヲ一。云意《いうこころ》は、無病の時、病ある日のくるしみを常に思ひやりて、風寒暑湿の外邪《がいじゃ》をふせぎ、酒食好色の内欲を節にし、身体の起臥動静をつゝしめば病《やまい》なし。又、古詩ニ曰《いわく》、安閑常ニ思ヘ二病苦ノ時ヲ一。云意《いうこころ》は、病なくて安閑なる時に、初《はじめ》病に苦しめる時を、常に思ひ出してわするべからずと也。無病の時、慎《つつしみ》ありて、恣《ほしいまま》ならざれば、病生ぜず。是病おこりて、良薬を服し、鍼灸《はりきゅう》をするにまされり。邵康節《しょうこうせつ》の詩に、其病後《びょうご》、能《よ》く薬を服せむより、病前能自防《よくみずからふせ》ぐにしかず、といへるがごとし。

予防をすること

病気がないときに、予防をしておけば病気にはなりません。病気になってから薬を飲んでも、病気は治りにくく、治りもおそいものです。小欲を慎《つつし》まないと、大病となります。小欲を慎むのは、そうたいへんなことではありません。大病と

その病《や》んだ後〜 病気になってから薬を服用するよりも、病気になるまえに自ら予防するべきである。

なってしまうと苦痛は大きいものです。前もって病気の苦痛を想像して、のちの禍《わざわい》をおそれることです。

病なき時、かねてつゝしめば病なし。病おこりて後、薬を服しても病癒《いえ》がたく、癒《いゆ》る事おそし。小慾をつゝしまざれば大病となる。小慾をつゝしむ事は、やすし。大病となりては、苦しみ多し。かねて病苦を思ひやり、後の禍《わざわい》をおそるべし。

病気が少しよくなったとき

古い言葉に、「病少《すこ》しく癒《い》ゆるに加わる」というものがあります。つまり、病気が少しよくなってくると、気分もよくなるので、つい養生《ようじょう》をおこたって慎《つつし》まなくなるということです。少し気分がよいからといって、飲食や色欲などを気ままにすると病気はかえって重くなります。少しよくなったときに、さらにかたく用心して、少しのゆるみもみせなければ、病気は早くよくなって、再発の禍《わざわい》もありません。快方《かいほう》にむかったときにかたく慎まなければ、あとでいくら後悔《こうかい》しても無

◆病気は治りかけが危ない。少しよくなると、慎まず、養生をおこたりがちになることを戒めている。病中はもちろん、病後も慎まなければならない。そして、病気になる前もである。

益なのです。

古語に、病は少癒《すこしいゆ》るに加はるといへり。病少《すこし》いゆれば、快《こころよ》きをたのんで、おこたりてつつしまず。少快《すこしこころよ》しとて、飲食、色慾など恣《ほしいまま》にすれば、病かへっておもくなる。少《すこし》いゑ《え》たる時、弥《いよいよ》かたくおそれつゝしみて、少《すこし》のやぶれなくおこたらざれば、病早くいゑ《え》て再発のわざはひなし。此《この》時かたくつゝしまざれば、後悔すとも益なし。

はじめの養生が肝心

病気になってしまうと、心身ともにひどく苦しむものです。そのうえ、医者を招《まね》き、薬を飲み、鍼《はり》・灸《きゅう》をし、酒をやめ、食をへらし、いろいろと心を悩ませ、からだをせめながら、病気の治療《ちりょう》をすることになります。ですが、そうなるよりも、はじめに内欲をおさえて外邪《がいじゃ》を防《ふせ》ぐと、病気は起こらないはずです。であれば、薬を飲むこともなく、鍼灸も必要なく、心身の苦痛もありません。はじめの

内欲　37頁参照。
外邪《がいじゃ》　37頁参照。

あいだに我慢《がまん》することは少しの心がけですが、のちに心配がないという点では、大きな効果といえるでしょう。後になって薬や鍼灸をつかったり、酒食を我慢したりするのは、苦しみが大きいわりに益が少ないものです。

古い言葉に、「終りをつつしむことは、始においてせよ」というものがあります。万事、はじめに用心すれば、後で悔《く》いがありません。養生《ようじょう》の道は、とくにそうなのです。

病生《やまい》じては、心のうれひ身の苦み甚し。其上、医をまねき、薬をのみ、灸《きゅう》をし、針をさし、酒をたち、食をへらし、さま〴〵に心をなやまし、身をせめて、病を治せんとせんよりは、初《はじめ》に内欲をこらゑ《へ》、外邪《がいじゃ》をふせげば、病おこらず。薬を服せず、針灸《はりきゅう》せずして、身のなやみ、心の苦みなし。初《はじめ》しばしの間、つゝしみしのぶは、少《すこし》の心づかひなれど、後の患《うれい》なきは、大なるしるしなり。後に薬と針灸を用ひ、酒食をこらへ、つゝしむは、その苦み甚しけれど、益少なし。古語に、終《おわり》をつゝしむ事は、始《はじめ》におゐ《い》てせよといへり。万《よろず》の事、始によくつゝしめば、後に悔《くい》なし。養生の道、ことさらかくのごとし。

◆万事、はじめに用心すれば、後で悔いがない。後になって、あのとき、ああしておけば…と後悔することが多いものだ。はじめが肝心なのである。

内欲を慎み、外邪を防ぐ

飲食や色欲の内欲を気ままにしないで、かたく慎《つつし》み、風・寒・暑・湿などの外《がい》邪《じゃ》を防《ふせ》げば、病気にかかることはなく、薬をつかわなくても心配することはないでしょう。もし欲を自制せず、用心しなければ、ただ脾胃《ひい》を補《おぎな》う薬と食事療法にたよっても、なんの効《き》きめもないでしょう。

飲食、色慾の内欲を、ほしゐ《い》まゝにせずして、かたく慎《つつし》み、風寒暑湿の外邪《がいじゃ》をおそれ防がば、病なくして、薬を用ひずとも、うれひなかるべし。もし慾をほしゐ《い》まゝにして、つゝしまず、只《ただ》、脾腎《ひじん》を補ふ薬治と、食治とを頼まば、必《かならず》しるしなかるべし。

病気になってくよくよしない

病人は養生《ようじょう》の道をかたく守ってさえいればよく、病気についてくよくよ思い悩《なや》

内欲 37頁参照。
外邪《がいじゃ》 37頁参照。
脾胃《ひい》 脾臓と胃腸。消化器系の内臓。

んではいけません。くよくよすると気がふさがって、病気が重くなってしまいます。重症でも気長《きなが》によく養生すれば、思ったよりも早く治《なお》るものです。病気を心配しても、得《とく》をすることはありません。むしろ用心しているほうが得なのです。万一、死に至《いた》る病気であれば、天命で定まっていることですから、憂《うれ》いてもなんにもなりません。どうにもならないことで、人を悩み苦しめるのは愚《おろ》かなことです。

病ある人、養生の道をば、かたく慎しみて、病をば、うれひ苦しむべからず。憂ひ苦しめば、気ふさがりて病《やまい》くはゝる。病おもくても、よく養ひて久しければ、おもひしより、病いえやすし。病をうれひて益なし。只《ただ》、慎むに益あり。もし必《ひっ》死《し》の症は、天命の定れる所、うれひても益なし。人をくるしむるは、おろかなり。

◆病気になってくよくよ思い悩んではいけない。思い悩むことで、さらに病気を重くすると説く。病気になったときの、心のもちかたが大切ということであろう。

急がず自然にまかせる

病気を早く治そうとして急《いそ》ぐと、かえって逆効果になって病気を重くすることになります。保養はおこたらずつづけ、治ることは急がず、自然にまかせましょう。万事、あまりよくしようとすると、かえって悪くなるものです。

病を早く治せんとして、いそげば、かへつて、あやまりて病をます。保養はおこたりなくつとめて、いゆる事は、いそがず、その自然にまかすべし。万《よろず》の事、あまりよくせんとすれば、返つてあしくなる。

傷寒をおそれること

傷寒《しょうかん》を大病といいます。諸病のうち、もっともおそろしい病気です。若くて元気な人も傷寒や疫癘《えきれい》にかかって死ぬ人が多くいます。おそれなければなりません。ふだんから風・寒・暑・湿をよく防《ふせ》ぎましょう。発病まもない、かるいうち

◆何事も急ぎすぎると、うまくいかない。そして、何事もよくしようとしすぎると、かえって悪くなってしまう。そういうものである。

傷寒《しょうかん》 高熱をともなう病気。熱病。

疫癘《えきれい》 悪性の流行病。疫病。

に、早く手当をしなければなりません。

傷寒《しょうかん》を大病と云《いう》。諸病の内、尤《もっとも》おもし。わかくさかんなる人も、傷寒《しょうかん》、疫癘《えきれい》をわずら《づ》ひ、死ぬる人多し。おそるべし。かねて風寒暑湿をよくふせぐべし。初発のかろき時、早くつつしむべし。

春の余寒に注意する

春は陽気が発生し、冬の閉ざしたのにかわって、人の肌《はだ》をやわらかにし、表面の気がようやく開きはじめます。ですが、余寒《よかん》がまだまだきびしいので、風の寒さが身にしみやすいものです。用心して寒い風にはあたらないようにしましょう。そうして、風邪《かぜ》や咳《せき》の病気にかからないようにすることです。

草木の芽《め》も、春の余寒に傷《いた》みやすいものです。これでわかるように、人も余寒をおそれ注意しなければなりません。適当なときにからだを動かすことで、陽気の循環《じゅんかん》をたすけ、陽気を発生させるとよいでしょう。

春は陽気発生し、冬の閉蔵《へいぞう》にかはり、人の肌膚《きふ》和して、表気《ひょうき》やうやく開く。然るに、余寒猶烈《なおはげ》しくして、風寒に感じやすし。つゝしんで、風寒にあたるべからず、感冒咳嗽《かんぼうがいそう》の患《うれい》なからしむべし。草木の発生するも、余寒にいたみやすし。是を以て、人も余寒をおそるべし。時にしたがひ、身を運動し、陽気を助けめぐらして、発生せしむべし。

四月は純陽の月

四月は春らしい陽気の純粋《じゅんすい》な月です。もっとも、色欲を慎《つつし》まなければなりません。雉《きじ》や鶴《つる》などの温熱《おんねつ》のものを食べてはいけません。

四月は純陽《じゅんよう》の月也。尤《もっとも》色慾を禁ずべし。雉鶏《きじ》など温熱《うんねつ》の物、食ふべからず。

四月　当時の暦は太陰太陽暦であり、一カ月を三〇日とする「大の月」と、二九日とする「小の月」が毎年異なってくみあわされていた。

夏にもっとも保養する

四季のうちで、夏はもっとも保養しなければいけません。霍乱《かくらん》、中暑《ちゅうしょ》、傷食《しょうしょく》、泄瀉《せっしゃ》、瘧痢《ぎゃくり》などにかかりやすいものです。生ものや冷えたものの飲食を禁じて、用心して保養しましょう。夏にこれらの病気になると、元気をうしない衰弱《すいじゃく》してしまいます。

四時の内、夏月、尤《もっとも》保養すべし。霍乱《かくらん》、中暑《しょ》、傷食《しょうしょく》、泄瀉《せっしゃ》、瘧痢《ぎゃくり》の病、おこりやすし。生冷の飲食を禁じて、慎んで保養すべし。夏月、此病おこれば、元気へりて大《おおい》に労す。

酷暑のときの養生

六、七月の酷暑《こくしょ》のときは、極寒《ごっかん》のときより元気が消耗しやすいものです。よく保養するべきでしょう。加味生脈散《かみしょうみゃくさん》、補気湯《ほきとう》、『医学六要』にある新製清暑益《しんせいせいしょえき》

霍乱《かくらん》 暑気あたりによって起きる諸病の総称。嘔吐・下痢・発熱などをともなう。

中暑《ちゅうしょ》 夏の暑気にあたって病気になること。暑気あたり。

傷食《しょうしょく》 食べすぎ。食あたり。

泄瀉《せっしゃ》 腹くだし。下痢。

瘧痢《ぎゃくり》 発熱をともなう下痢。

加味生脈散《かみしょうみゃくさん》 滋養強壮剤。

補気湯《ほきとう》 気をおぎなう薬。

『医学六要』 中国、明の医者の張三錫の書。

気湯《きとう》などを長く服用《ふくよう》して、元気が出すぎるのを抑制《よくせい》しなければなりません。

一年のうち、時節のために薬をつかって保養しなければならないのは、この時期だけです。

東垣《とうえん》の清暑益気湯は湿熱を消し散らす処方《しょほう》です。純補剤《じゅんほざい》ではないので、病気でなければ飲んではいけません。


六七月、酷暑《こくしょ》の時は、極寒《ごっかん》の時より、元気へりやすし、よく保養すべし。加味《かみ》生脈散《しょうみゃくさん》、補気湯、医学六要の新製清暑益気湯など、久しく服して、元気の発泄《はっせつ》するを収斂《しゅうれん》すべし。一年の内時令のために、薬を服して、保養すべきは、此時なり。東垣《とうえん》が清暑益気湯は湿熱《しつねつ》を消散する方也。純補《じゅんほ》の剤にあらず、其病なくば、服すべからず。

秋の養生

秋は、夏に開いた皮膚《ひふ》はそのままで、七、八月の残暑もまだきびしく、すぐに

清暑益気湯《せいしょえききとう》 夏バテ、暑気あたりの薬。
純補剤《じゅんほざい》 保健薬。補助薬。

は皮膚のすき間が閉《と》じません。皮膚の表面の気がまだ固まっていないのに、秋風に吹かれると皮膚は感じて傷《きず》つきやすいものです。用心して、涼しい風にあたりすぎないようにしなければなりません。

病人は、八月になり残暑も去ってから、所々に灸《きゅう》をして風邪《かぜ》を予防し、陽気の発生をたすけて、痰咳《たんせき》の病気の心配をまぬがれましょう。

秋は、夏の間肌開《はだえひら》け、七八月は、残暑も猶烈《なおはげ》しければ、腠理《そうり》いまだとぢず。表気いまだ堅からざるに、秋風すでにいたりぬれば、感《かん》じてやぶられやすし。慎《つつし》んで、風涼にあたり過《す》ぐべからず。病ある人は、八月、残暑退きて後、所々に灸《きゅう》して風邪《ふうじゃ》をふせぎ、陽を助けて痰咳《たんせき》のうれひをまぬがるべし。

冬に温めすぎないこと

冬は、天地の陽気が閉《と》じかくれ、人間の血気がしずまるときです。心気をおちつけて、体内におさめ、たもつようにしましょう。温めすぎて陽気を発生させ、外にもらしてはいけません。上気《のぼせ》させてもいけません。服を温めるのも、少しにしておきましょう。熱いのはいけません。厚着《あつぎ》をしたり、火気でからだを温めすぎたりするのもいけません。熱い湯に入浴するのもいけません。力仕事をして汗をかき、陽気をもらすのもいけません。

冬は、天地の陽気とぢかくれ、人の血気おさまる時也。心気を閑《しずか》にし、おさめて保つべし。あたゝめ過《すご》して陽気を発し、泄《もら》すべからず。上気せしむべからず。衣服をあぶるに、少《すこし》あたゝめてよし。熱きをいむ。衣を多くかさね、又は火気を以《もつて》身をあたゝめ過《すご》すべからず。熱湯《あつゆ》に浴《よく》すべからず。労力して汗を発し、陽気を泄《もら》すべからず。

大晦日のすごしかた

大晦日《おおみそか》には、父祖《ふそ》の神前を掃除《そうじ》し、家の中、とくに寝室のちりを払《はら》い、夕方には灯《あかり》をつけて、翌朝まで家の中を明るくしておきます。そして、香《こう》をたき、かまどで爆竹《ばくちく》を鳴《な》らし、火をたいて陽気を補《おぎな》うとよいでしょう。

大晦日は、家族と炉《ろ》を囲んで和気あいあいとして、人と争《あらそ》わず、家の人を叱《しか》ったりしてはいけません。

父母や目上の人にお祝いをいい、家内の老幼も上下の人も、ともに屠蘇《とそ》を飲んで喜び楽しみ、夜どおしで旧《ふる》い年をおくり、新しい年を迎えて朝にいたるのです。これを守歳《しゅさい》といいます。

除日《じょにち》には、父祖の神前を掃除《そうじ》し、家《いえ》内、殊に臥室のちりをはらひ、夕は燈《ともしび》をともして、明朝にいたり、家内光明ならしめ、香《こう》を所々にたき、かまどにて爆《ばく》竹し、火をたきて、陽気を助くべし。家族と炉をかこみ、和気津々《しんしん》として、人とあらそはず、家人を、いかりのゝしるべからず。父母、尊長を拝祝《はいしゅく》し、家内、大小上下椒《しょう》酒をのんで歓び楽《たの》しみ、終夜いねずして旧《ふる》き歳をおくり、新《あたらし》き年をむかへて、朝にいたる。是を守ルレ歳ヲと云《いう》。

◆一年のしめくくり、また新しい年を迎えるときには、家族とともに喜び、楽しみを分かちあうと説く。これも大事な養生なのだろう。

守歳《しゅさい》 大晦日の夜、すぎ去る年を惜しみ、夜明かしして新年を迎えること。

冬に遠出をするとき

冬、朝から遠くへ出かけるときは、酒を飲んで寒さを防《ふせ》ぐとよいでしょう。空腹で寒風にあたってはいけません。酒を飲まない人は粥《かゆ》を食べるとよいでしょう。また生姜《しょうが》を食べるのもよいでしょう。霧《きり》の中を遠くへ行ってはいけません。やむなく遠くへ行かなければならないときは、酒食で寒さを防ぐとよいでしょう。

冬、朝《あした》に出《いで》て遠くゆかば、酒をのんで寒をふせぐべし。空腹にして寒にあたるべからず。酒をのまざる人は、粥《かゆ》を食ふべし。生薑《しょうが》をも食ふべし。陰霧《いんむ》の中、遠く行べからず。やむ事を得ずして、遠くゆかば、酒食を以《もって》防ぐべし。

奇異なことに迷わない

怪異《かいい》な現象や奇異《きい》なことを、たとえ目の前に見たとしても、それがかならずしも鬼神《きじん》のしわざとはいえません。人には心の病気もあるし、目の病気もあります。こうした病気があると、実在しないものが見えることが多いものです。奇異なことを信じて、迷《まよ》ってはいけません。

神怪《しんかい》、奇異《きい》なる事、たとひ目前に見るとも、必《かならず》鬼神の所為とは云《いい》がたし。人に心病あり。眼病あり。此病あれば、実になき物、目に見ゆる事多し。信じてまよふべからず。

択医

医者を選ぶこと

保養の道は、自分で病気の用心をするだけではなく、医者をよく選ばなければ

◆まず身を慎み、病気にならないよう予防することが大事である。だが、万一病気になった場合には医者にまかせなければならない。だから医者選びもとても重要なことである。ここからは医者選び、医術・医学、医者のありかたなどについて述べている。

なりません。天下にかけがえのない父母のからだや、自分のからだを庸医《ようい》の手にまかせるのは危険です。医者の良し悪しを知らないで、父母や子、孫が病気をしたときに庸医にまかせるのは、父母には不幸、子、孫には不慈悲《ふじひ》といわれるでしょう。

「親につかうる者もまた、医を知らずんばあるべからず」

こういった程子《ていし》の言葉はもっともです。

医者を選ぶとき、自分が医療についてよく知らなくても、医療の大意を知っていれば、医者の良し悪しはわかります。たとえば自分で書画がよくできない人でも、基本的な筆法《ひっぽう》を習って知ってさえいれば、書画の上手下手がわかるようなものです。

保養の道は、みづから病を慎しむのみならず、又、医をよくゑ《え》らぶべし。天下にもかへがたき父母の身、わが身を以《もって》、庸医《ようい》の手にゆだぬるはあやうし。医の良拙《りようせつ》をしらずして、父母子孫病する時に、庸医《ようい》にゆだぬるは、不孝不慈《ふふ ひ》に比す。おやにつかふる者も、亦医をしらずんばあるべからず、といへる程子《ていし》の言、むべなり。医をゑ《え》らぶには、わが身医療に達せずとも、医術の大意をしれらば、医の好《よし》

庸医《ようい》 治療のうまくない医者。藪医者。

親につかうる者も〜 親に仕える者も、また医を知っていなければならない。

程子《ていし》 中国、宋代の儒学者。

否《あし》をしるべし。たとへば書画《しょが》を能《よく》せざる人も、筆法をならひしれば、書画の巧拙《こうせつ》をしるが如し。

医は仁術、人を救うことを志す

医は仁術《じんじゅつ》です。仁愛の心を本《もと》とし、人を救うことを志《こころざし》とするべきです。自分の利益を中心に考えてはいけません。天地が生み育ててくださった人間を救済《きゅうさい》して、万民の生死を支配する術ですから、医者のことを民の司命《しめい》というくらい、きわめて大事な職分なのです。医以外の他の術が下手であっても、人の命には害がありません。ですが、医術の上手下手は人の命にかかわります。人をたすけるはずの術で、人をそこなってはなりません。学問のよくできる才能ある人物を選んで医者とするべきでしょう。

医学を学ぶ者が、もし生まれつき愚鈍《ぐどん》で才能がなかったら、自分からさとって、早めにやめ、医者にならないほうがよいでしょう。才能なく医術を学んでも、医の道に精通《せいつう》せず、天の恩恵《おんけい》を受けている人をたくさん傷《きず》つけることになります。

司命《しめい》 生殺の権をもつもの。また、たのみとするもの。

罪深いことです。天道を畏《おそ》れるべきです。他にもいろいろな職業があるのですから、なにか得意な仕事もあるでしょう。それを習い励《はげ》めばよいのです。医学を学ぶ人が、その術が下手だと、天道にそむいて人を傷つけるだけでなく、自分自身も幸福になれず、人からも軽蔑《けいべつ》されることになります。

知識に乏《とぼ》しく医術をよく知らないと、嘘《うそ》をつくようになり、自分の術を自慢し、他の医者の悪口をいい、人の同情を得ようとこびたりするようになります。それは、とてもいやしむべきことです。

医者は三代つづくのがよいと『礼記《らいき》』にあります。医者の子孫が相《あい》つづいて、生まれつきその才能をもっているのであれば、代々家業を継《つ》ぐのがよいでしょう。ですが、それは稀《まれ》です。三代とは、父と子と孫にかぎらず、師、弟子、その弟子と相伝えて三代となると、その業にくわしくなるというものであれば、その説はもっともです。

もし才能がなければ、医者の子でも医者にしてはいけません。他の職業を習わせたほうがよいでしょう。不得意な仕事を家業とするのは不幸なことです。

医は仁術なり。仁愛の心を本《もと》とし、人を救《すく》ふを以《もつ》て、志とすべし。わが身の利養

『礼記《らいき》』　儒教教書。五経の一つ。周末から秦・漢時代の儒書の古礼に関する説を集めた書。

◆医者にかぎらず、師匠から弟子へ、またその弟子へと技能・技術を継承していく。その過程でさらに技術をみがき発展させていくというのが望ましいということであろう。

を専に志すべからず。天地のうみそだて給へる人を、すくひたすけ、万民の生死をつかさどる術なれば、医を民の司命と云《いい》、きはめて大事の職分なり。他術はつたなしといへども、人の生命には害なし。医術の良拙は人の命の生死にかゝれり。人を助くる術を以《もって》、人をそこなふべからず。学問にさとき才性《さいせい》ある人をゑ《え》らんで医とすべし。医を学ぶ者、もし生れ付鈍《つきどん》にして、その才なくんば、みづからしりて、早くやめて、医となるべからず。不才なれば、医道に通ぜずして、天のあはれみ給ふ人を、おほくあやまりそこなふ事、つみふかし。天道おそるべし。他の生業《ぎょう》多ければ、何ぞ得手《えて》なるわざあるべし。それを、つとめならふべし。医生、其術にを《お》ろそかなれば、天道にそむき、人をそこなふのみならず、我が身の福《さいわい》なく、人にいやしめらる。其術にくらくして、しらざれば、いつはりをいひ、みづからわが術をてらひ、他医をそしり、人のあはれみをもとめ、へつらへるは、いやしむべし。医は三世をよしとする事、礼記《らいき》に見えたり。医の子孫、相つゞきて其才を生れ付《つき》たらば、世世《よよ》家業をつぎたるがよかるべし。如レ此なるはまれなり。三世とは、父子孫にかゝはらず、師、弟子相伝へて三世なれば、其業くはし。此説、然るべし。もし其才なくば、医の子なりとも、医とすべからず。他の業を習はしむべし。不得手《ふえて》なるわざを以て、家業とすべからず。

医学の道に通じるためには

医者になろうとする者は、まず儒書《じゅしょ》を学び、その文章の意味を理解できるようになっていなければいけません。文章の意味がよくわからないようでは、医書を読む力がなく、医学を修《おさ》めることはできません。また古典の意味と思想に通じていれば、医書の意味もよく理解できるものです。ですから、孫思邈《そんしばく》はこういっています。

「凡《およ》そ大医たるには先ず儒書に通ずべし」

また、こうもいっています。

「易《えき》を知らざれば、以て医となるべからず」

この言葉は信じるべきでしょう。

諸芸を学ぶには、みな学問を基本にしなければなりません。学問がなければ、技術があっても理論に弱く、技術もそれ以上に上達しません。間違ったことが多くても、無学だとその誤りがわかりません。医学を学ぶには、とくに学問を基本とするべきです。学問がなければ、医書が読めません。

医道は、陰陽《いんよう》五行の理にもとづいているのですから、儒学の学力、易の理論で

孫思邈《そんしばく》
中国、唐の医者。著名な医薬学者。

凡《およ》そ大医たる〜
立派な医者になるためには、まずは儒書に通じるべきである。

易《えき》を知らざれば〜
易を知らない者は、医者になってはいけない。

◆医学を学ぶにも、儒学と易、つまり基礎的な学問・学力がなければならないと説く。医学にかぎらず、どのような分野においてもいえることであろう。

医学の道を研究しなければなりません。そうでなければ、医書を読むことができず、医道に通じることもできないのです。

凡《およそ》医となる者は、先儒書《まずじゆしよ》をよみ、文義《ぶんぎ》に通ずべし。文義通ぜざれば、医書をよむちからなくして、医学なりがたし。又、経伝の義理に通ずれば、医術の義理を知りやすし。故ニ孫思邈《そんしばく》曰《いわく》、凡《およそ》為ルニハ㆓大医ト㆒先ヅ須ベシ㆑通ズ㆓儒書ニ㆒。又曰《いわく》、不㆑知レバ㆑易ヲ不㆑可㆓以テ為ルト㆑医。此言、信ずべし。諸芸をまなぶに、皆文学を本《もと》とすべし。文学なければ、わざ熟しても理にくらく、術ひきし。ひが事多けれど、無学にしては、わがあやまりをしらず。医を学ぶに、殊に文学を基《もとい》とすべし。文学なければ、医書をよみがたし。医道は、陰陽五行の理なる故、儒学のちから、易《えき》の理を以《もつて》、医道を明らむべし。しからざれば、医書をよむちからなくして、医道をしりがたし。

良医と福医は異なる

基本に学問があって、医学にくわしく、医術に心をくばり、たくさんの病気をみて、その経過《けいか》を心得ているのは良医です。医者になって、医学を好まず、医者の道に志《こころざし》がなく、また医書も読まず、かりに読んだとしても、じっくり考えず、理論に通じることもなく、あるいは医書を読んでも古い説にこだわり、時代の変化にとり残されているのは、いやしい職人です。

俗医《ぞくい》のなかには、利口《りこう》に立ち振る舞い、医学と治療《ちりょう》は別だとし、学問は病気を治すのに必要ないといって、自分の無学を弁護《べんご》し、人情にたより、世事《せじ》にたけて、権力者や上級階級の家にへつらって近づき、虚名《きょめい》を得て、幸運にも世にもてはやされている人が多くいます。これを名づけて福医《ふくい》あるいは時医《じい》といいます。

これらの医者は医道にはうといが、運よく地位の高い人を一人か二人みて、たまたまうまくいって、有名になって世間にもてはやされるようになっただけなのです。才能も徳もない人が、偶然にも富貴《ふうき》となるのと同じです。およそ医者が世間でもてはやされるか、そうでないかは、良医だから選ばれるというわけではありません。医道を知らない素人《しろうと》のすることですから、たまたま時流にのってはやっ

◆現代においてもこういったことが多々あるのではないだろうか。本物なのか、それとも偶然もてはやされているだけなのか、それを見抜かなければならないだろう。

ているからといって良医だとは思わないことです。その術はかならずしも信じられません。

文学ありて、医学にくはしく、医術に心をふかく用ひ、多く病になれて、其変《へん》をしれるは良医也。医となりて、医学をこのまず、医道に志なく、又、医書を多くよまず、多くよんでも、精思《せいし》の工夫《くふう》なくして、理に通ぜず、或《あるいは》医書をよんでも、旧説になづみて、時の変をしらざるは、賤工《せんこう》也。俗医、利口にして、医学と療治とは別の事にて、学問は、病を治するに用なしと云《いい》て、わが無学をかざり、人情になれ、世事に熟し、権貴《けんき》の家にへつらひちかづき、虚名《きょめい》を得て、幸にして世に用ひらるゝ者多し。是を名づけて福医と云《いい》、又、時医《じい》と云《いう》。是《これ》医道にはうとけれど、時の幸ありて、禄位ある人を、一両人療して、偶中《ぐうちゅう》すれば、其故に名を得て、世に用《もちい》らるゝ事あり。才徳なき人の、時にあひ、富貴になるに同じ。およそ医の世に用《もちい》らるゝと、用られざるとは、良医のゑ《え》らんで定むる所為《しわざ》にはあらず。医道をしらざる白徒《しろうと》のする事なれば、幸にして時にあひて、はやり行はるるとて、良医とすべからず。其術を信じがたし。

君子医になること

医者になるのであれば、君子医《くんしい》になるべきです。小人医《しょうじんい》になってはいけません。君子医は、人のためにつくします。人を救うことだけが志《こころざし》です。小人医は、自分のためにするばかりです。自分の利益だけを求め、人を救うことだけを志すことがありません。医は仁術《じんじゅつ》ではないでしょうか。人を救うことを志とするべきです。これこそが人のためにする君子医といえるのです。人を救う志がなく、ただ自分の利益を志す医者は小人医です。

医は病人を救うための術ですから、病人の家の貴賤《きせん》、貧富《ひんぷ》の区別なく、心をつくして病気を治すべきです。病人の家から招《まね》かれたら、貴賤の区別なく、早く行くべきです。ぐずぐずしてはいけません。人の命はきわめて重いものです。病人をおろそかにしてはいけません。これは医者という職業の義務です。

小人医は、医術がはやると、自分がえらくなったと思って、貧賤《ひんせん》な病人の家をあなどります。これは医者の本意をうしなったものといえるでしょう。

医とならば、君子医《くんしい》となるべし、小人医《しょうじんい》となるべからず。君子医は人のために

◆自分の利益を求めず、人を救うという医者の本分を全うせよと説く。自分の利益だけを求めてはならないのである。

す。人を救ふに、志《こころざし》専一なる也。小人医はわが為にす。わが身の利養のみ志し、人をすくふに志専《もつぱら》ならず。医は仁術也。人を救ふを以《もつて》志とすべし。是《これ》人のためにする君子医也。人を救ふ志なくして、只、身の利養を以《もつて》志とするは、是わがためにする小人医なり。医は病者を救はんための術なれば、病家の貴賤貧富《きせんひんぷ》の隔《へだて》なく、心を尽して病を治すべし。病家よりまねかば、貴賤をわかたず、はやく行《ゆく》べし。遅々《ちち》すべからず。人の命は至りておもし、病人をおろそかにすべからず。是《これ》医となれる職分をつとむる也。小人医は、医術流行すれば我身にほこりたかぶりて、貧賤なる病家をあなどる。是《これ》医の本意を失へり。

利益は後からついてくる

ある人がいいます。

君子医《くんしい》となって、人を救うためにつくせというのは、まことにもっともなことだ。もし医者になっても張仲景《ちょうちゅうけい》や李東垣《りとうえん》などのように富貴《ふうき》の人なら、利益のためにしなくても、貧乏で困る心配はなかろう。だが貧しい家の子が医者になった

張仲景《ちょうちゅうけい》 中国、後漢の医者。
李東垣《りとうえん》 元・金代の医者。

場合、自分の利益をかえりみず、ただ人を救うためだけ行なうと、生活にも困る心配があるだろう、と。

　それに答えていいましょう。自分の利益のために医者になることは、たとえば貧賤《ひんせん》な者が禄《ろく》を得るためだけに主君に仕《つか》えるようなものです。実際には、禄をもらうためにするのですが、一度主君に仕えたら自分のことを忘れて主君のためだけにつくすべきです。節操《せっそう》・道義《どうぎ》においては、もらう禄の多い少ないにかかわらず、一命をも投げ出すべきです。これが人の臣としての正しい道でしょう。よく主君に仕えるのであれば、主君の恩によって、禄は求めないでも自然にあたえられるものです。

　一度医者になったら、ひとえに人の病気を治し、命をたすけることに専心《せんしん》することです。これは主君に仕えて自分を忘れて、忠義《ちゅうぎ》をつくすことと同じです。自分の利益をはかってはなりません。そうすれば、よく病気を治し、人を救うことになり、利益はこちらから求めなくても、おのずからあたえられるでしょう。ただひたすら医術に励《はげ》み、利益をむさぼってはなりません。


或人の曰《いわく》、君子医《くんしい》となり、人を救はんが為にするは、まことに然るべし。もし

◆自分のするべき仕事に専心する。そうすれば、利益は自然ともたらされると説く。これもどのような仕事においてもいえることであろう。利益が先ではなく、仕事の対価として利益が得られるのである。

医となりて仲景、東垣などの如き富貴の人ならば、利養のためにせずしても、貧窮のうれひなからん。貧家の子、わが利養の為にせずして、只《ただ》人を救ふに専一ならば、飢寒《きかん》のうれひまぬがれがたかるべし。答《こたえ》て曰《いわく》、わが利養の為に医となる事、たとへば貧賤なる者、禄《ろく》のため君につかふるが如し。まことに利禄《りろく》のためにすといへども、一たび君につかへては、わが身をわすれて、ひとへに君のためにすべし。節義にあたりては、恩禄《おんろく》の多少によらず、一命をもすつべし。是《これ》人の臣たる道なり。よく君につかふれば、君恩によりて、禄は求めずして其内にあり。一たび医となりては、ひとへに人の病をいやし、命を助くるに心《こころ》専一なるべき事、君につかへてわが身をわすれ、専一に忠義をつとむるが如くなるべし。わが身の利養をはかるべからず。然れば、よく病をいやし、人をすくはゞ、利養を得る事は、求めずして其内にあるべし。只《ただ》専一に医術をつとめて、利養をば、むさぼるべからず。

まず志をたてること

医者になろうと思う人は、まず志《こころざし》をたて、ひろく人を救済《きゅうさい》するのに、誠実をむねとし、病人の貴賤《きせん》にかかわらず治療をしなければなりません。これこそ医者になるものの本意なのです。医道をよく知り、医術によく通じると、自分から人にこびへつらったり、世間に求めたりしなくても、自然と人に大事にされ、幸福を得ることとかぎりないでしょう。もし自分の利益を求めるだけが目的で、人を救済する志がなかったら、仁術《じんじゅつ》の本意をうしなって、天道・神明の加護《かご》もあるはずがないでしょう。

医となる人は、まづ志を立て、ひろく人をすくひ助くるに、まことの心をむねとし、病人の貴賤《きせん》によらず、治《ち》をほどこすべし。是《これ》医となる人の本意《ほんい》也。其道明らかに、術くはしくなれば、われより、しゐて人にてらひ《ひ》、世に求めざれども、おのづから人にかしづき用《もちい》られて、さいはいを得る事、かぎりなかるべし。もし只《ただ》、わが利養を求るがためのみにて、人をすくふ志なくば、仁術の本意をうしなひ《ひ》て、天道、神明の冥加《みょうが》あるべからず。

貧民と愚民

貧民は医者にかかることができずに死ぬが、愚民《ぐみん》は庸医《ようい》に誤診《ごしん》されて死ぬものが多い、と古人はいっています。あわれなことです。

貧民は、医なき故に死し、愚民《ぐみん》は庸医《ようい》にあやまられて、死ぬる者多しと、古人いへり。あはれむべし。

博くまた精しく学ぶこと

医術は、博《ひろ》く書を読んで考えないと、事実を知ることはできません。精《くわ》しく理論に通じなければ、その道を明らかにすることはできません。

「博《ひろき》」と「精《くわしき》」とは、医学を学ぶ要《かなめ》なのです。医学を学ぶ人は、はじめから大きな志《こころざし》を抱《いだ》き、博くまた精しく学ばなければなりません。この両方がそなわらなければならないのです。志が小さく、気もちが粗雑《そざつ》であってはなりません。

庸医《ようい》 治療のうまくない医者。藪医者。

医術は、ひろく書を考へざれば、事をしらず。精しく理をきはめざれば、道を明らめがたし。博《ひろき》と精《くわしき》とは医を学ぶの要なり。医を学ぶ人は、初より大に志ざし、博くして又精《くわ》しかるべし。二《ふたつ》ながら備はらずんばあるべからず。志小きに、心あらくすべからず。

医学の温故知新

医学を学ぶには、古い医術を研究し、ひろく学び、むかしの多くの治療法を参考にするとよいでしょう。また同時に、いまの時代の流れを考えて、人のからだの強弱を計算し、日本の風土と国民性を知り、近古《きんこ》のわが国の先輩名医の足跡《そくせき》を参考にして治療するべきです。むかしの医術にもとづいて、いまの時代にあわせていけば、誤りは少ないでしょう。

古い医術を知らないで、いまの時代にあわせようとすることを鑿《うがつ》といいます。古い医術にこだわって、いまの時代にあわせないことを泥《なずむ》といいます。この二つの誤りは同じです。古い医術を知らず、いまの時代にも通じていないとなれば、医道を行なうことなどできません。聖人（孔子）もこういわれました。

「故《ふる》きを温《たず》ねて新しきを知る。以て師とすべし」

医者もまた、こうありたいものです。


医を学ぶに、ふるき法をたづねて、ひろく学び、古方《こほう》を多く考ふべし。又、今世の時運を考へ、人の強弱をはかり、日本の土宜《どぎ》と民俗《みんぞく》の風気《ふうき》を知り、近古わが国先輩の名医の治せし迹《あと》をも考へて、治療を行ふべし。いにしへに本《もと》づき、今に宜しくば、あやまりすくなかるべし。古法をしらずして、今の宜《よろしき》に合せんとするを鑿《うがつ》と云《いう》。古法にかゝはりて、今の宜《よろしき》に合ざるを泥《なずむ》と云《いう》。其あやまり同じ。古《いにしえ》にくらく、今に通ぜずしては、医道行はるべからず。聖人も、温ネレ故ヲ知レ新ヲ以て師とすべし、と、のたまへり。医師も亦かくの如くなるべし。

多くの治療書をあつめ研究する

およそ諸医の治療書には、かたよった説が多くあります。ですから、一人の医

故《ふる》きを温《たず》ねて新しきを知る。以て師とすべし　『論語』（為政篇）の孔子の言葉。古いことを深く探求し、そこからいまに応用できる新しいものを知る。そういう人こそ、人の師となれる。

者を基本とし、その人の治療書だけを用いて治療するのはよくありません。研究者は、多くの治療書をあつめ、ひろく異同《いどう》を研究し、その長所をとり、短所をすてて医療を行なうべきです。

今後も才能・学識ある人が、世間をたすけようという志《こころざし》があれば、ひろく治療書を選んで、その重複《ちょうふく》している部分をけずり、その煩雑《はんざつ》な部分をのぞき、その精髄《せいずい》となる部分をあつめて一冊の本をつくれば、本当によい医学全書ができ、社会の大きな宝となるでしょう。これは、そうした人物の出現でなされるでしょう。

およそ近代の治療書、医論、脈法、処方などは同じことがたいへん多いものです。とくに龔廷賢《きょうていけん》の治療書の数部は同じことが多く、重複していてわずらわしく、無用の言葉も多くあります。病気にむかってたくさんの治療書を調べることはわずらわしく疲れるものです。急病に対しては、にわかにひろく調べて、その病気にあったよい方法を選ぶのは困難です。同じことが多く、似たような書をあつめて考えるのも、とても骨が折れることです。

才能・学識のある人は、無益なことに時間をついやすより、こうした有益なことをして世のためになるのがよいでしょう。世のなかには、そうした才能のある人がいないはずはないと思いますが、いかがでしょうか。

龔廷賢《きょうていけん》 中国、明の医者。

凡《およそ》諸医の方書偏説多し。専《もつぱら》一人を宗とし、一書を用ひては治を為しがたし。学者、多く方書をあつめ、ひろく異《い》同を考へ、其長ずるを取て其短なるをすて、医療をなすべし。此後、才識ある人、世を助《ク》るに志あらば、広く方書をゑ《え》らび、其重複をけづり、其繁雑なるを除き、其粋美《すいび》なるをあつめて、一書と成さば、純正なる全書となりて、大なる世宝なるべし。此事は、其人を待《まち》て行はるべし。凡《およそ》近代の方書、医論、脈法、薬方同じき事、甚多し。殊龔廷賢《ことにきようていけん》が方書数部、同じ事多くして、重出しげく煩はし。無用の雑言亦多し。凡《およそ》病にのぞんでは、多く方書を検する事、煩労《はんろう》なり。急病に対し、にはかに広く考へて、其相応ぜる良方をゑ《え》らびがたし。同事多く、相似たる書を多くあつめ考るも、いたづがはし。才学ある人は、無益の事をなして暇《いとま》をつひやさんより、かゝる有益の事をなして、世を助け給ふべし。世に其才ある人、豈《あに》なかるべきや。

他の医者を悪くいわない

自分より以前に病人に薬をあたえた医者の治療法がかりに誤《あやま》っていたとしても、

前の医者の悪口をいってはいけません。他の医者をそしり、自分の医術をほこるのは、小人の悪い癖《くせ》です。医道の本意でもありません。そうした心がいやしいのです。その話を聞いた人から軽蔑《けいべつ》されるのもなさけないものです。

我よりまへに、其病人に薬を与へし医の治法《ちほう》、たとひあやまるとも、前医をそしるべからず。他医をそしり、わが術にほこるは、小人のくせなり。医の本意にあらず。其心ざまいやし。きく人に思ひ下さるゝも、あさまし。

◆他を悪くいわないこと。これもまた医者にかぎったことではない。益軒が説くように、他を悪くいう心はいやしいものである。

『養生訓』に学び、自らを振り返る

まず、病気にならないよう予防することの重要性について説いている。無病のとき、つまり健康なときにこそ慎み、病気にならないことが第一。万一、病気になってもくよくよせず、治ることをあせってはならない。病気にどうむきあうべきか参考になるものであろう。

そして「択医」についてである。医者・医学について述べたものだが、あらゆる仕事についていえることであろう。

無理に不得意な仕事をせず、得意な仕事を習い励むこと。どのような仕事であっても基礎となる学力が必要。それを身につけたうえで技術を学び高めていくこと。自己の利益を求めず、自らの本分を全うすること。自分の仕事に専心すること。そうすれば利益は自然ともたらされる。志をたてること、そして博《ひろ》くまた精《くわ》しく学ぶこと。むかしのことを学び、そこから新しい知識を見出すこと。他者を悪くいわないこと。

こうした数々の益軒の言葉は、現代においても大事な教えといえよう。自身にあてはめ、振り返ってみるとよいだろう。

7

巻第七　用薬

用　薬

医者の上中下と薬

人のからだは、病気にならないというわけにはいきません。病気になると、医者を招《まね》いて治療を求めます。その医者には上・中・下の三種類があります。上医《じょうい》は病気を知り、脈を知り、薬を知っています。この三つの知識で病気を治療して、大いなる功績《こうせき》をのこします。まことに世のなかの宝であって、その功績はすぐれた宰相《さいしょう》につぐものである、と古人もいっています。

下医《かい》は、この三つの知識がありません。むやみに投薬《とうやく》して、傷《きず》つけることが多くあります。薬というものは補瀉《ほしゃ》したり、寒熱の原因である良気・毒気をかたよらせたりして治すものです。薬はそのように気をかたよらせて病気をせめるのですから、参芪《じんぎ》のような上等な薬をみだりにつかってはいけません。その病気にうまくあったものが良薬で、これはかならず効果が出ます。その病気にあわないも

◆「用薬」では薬の用いかたについて、薬の選びかたや性質、薬の服用のしかた、また注意点などについて述べている。薬は毒にも薬にもなるとし、みだりに薬をつかうことを戒め、薬の使用は慎重に行なうべきだとしている。

補瀉《ほしゃ》　からだに入るものと出ていくもの。

寒熱　悪寒や発熱。寒さ、熱さ。

参芪《じんぎ》　薬用人参。

のは毒薬となるでしょう。これは益がないばかりか、害となります。

では、中医《ちゅうい》という医者はどうでしょうか。これは病気と脈と薬の知識は上医にはおよびませんが、薬はすべて気をかたよらせるもので、みだりに用いてはいけないことを知っています。ですから、その病気にあわない薬をあたえません。『漢書』に班固《はんこ》はこういっています。

「病ありて治せざれば常に中医を得よ」

その意味は、病気があっても、もしその原因がわからず、脈をくわしく知ることができず、その処方も正しく定めることができないなら、用心してむやみに薬をあたえることはしないということです。ですから、病気があっても治療しないのが中医なのです。下医がむやみに薬をつかって人を傷つけるよりはよいでしょう。ですから、病気になったときに、もし良医がいなければ、庸医《ようい》の薬を飲んでからだをそこなうようなことをしてはいけません。むしろ保養に心がけて、やたらに薬を用いないで、病気が自然と治るのを待ったほうがよいでしょう。こうすれば、薬毒にあたらず、早く治る病気は多いものです。死ぬことの定まっている病気は、いかに薬をつかっても回復しません。

下医は病気と脈と薬を知りませんが、病人の家の求めにおうじて、みだりに薬

『漢書』 中国の歴史書。正史の一つ。後漢の班固の撰。

班固《はんこ》 中国。後漢の歴史家。『漢書』の撰者。

庸医《ようい》 治療のうまくない医者。藪医者。

をつかって、多くの人を傷つけます。すぐに傷つけなくても、病気を助長《じょちょう》して回《かい》復《ふく》をおくらせます。中医は上医にはおよびませんが、知らないことは知らないとして、慎重《しんちょう》に対応して病気をむやみに治療しません。こういうことがあるので、「病気あれど治療しないのが中医である」といわれているのです。むかしからの名言といえるでしょう。病人もまたこの説を信じてしたがい、あわない薬を飲んではいけません。

　世間では、病気になると早く治そうと思って、医者の良し悪しを選ばないで、庸医の薬をしきりに飲んで、かえってからだをそこなうことがあります。これは、からだを愛しているようで、実はからだを害しているのです。古語にこういいます。

「病傷《びょうしょう》はなお癒《いや》すべし。薬傷《やくしょう》は最も医《くす》し難し」

　そうですから、薬を飲むことは、慎重にしておそれなければなりません。孔子《こうし》が、季康子《きこうし》が薬を贈《おく》ってきたのを、よく知らないからといって服用されなかったのは、病気に対して慎重であったからでしょう。聖人の教えは手本としなければなりません。今日、病気の原因を明らかにせず、脈をくわしく観察せず、病気にあうかあわないかを知らないで薬を処方します。薬はすべてかたよった毒がある

病傷《びょうしょう》はなお癒《いや》すべし～ 病気やケガは治療するべきであるが、薬による害は治療が難しい。

孔子《こうし》 中国、春秋時代の思想家。

季康子《きこうし》 『論語』郷党篇にはつぎのようにある。「康子《かうし》薬《くすり》を饋《おく》る。拝《はい》して之《これ》を受《う》く。曰《いは》く、丘《きう》未《いま》だ達《たつ》せず、敢《あへ》て嘗《な》めず、と」(季康子が薬を贈った。(先生は)拝してこれを受け、(使者に)こういわれた。(この薬のことを)よく知りませんから、すぐには口にしません)

ので、おそれなければなりません。

人身、病なき事あたはず。病あれば、医をまねきて治を求む。医に上中下の三《さん》品《ぴん》あり。上医は病を知り、脈を知り、薬を知る。此三知を以《もつて》病を治して十全の功あり。まことに世の宝にして、其功、良相《りようしよう》につげる事、古人の言のごとし。下《か》医は、三知の力なし。妄《みだり》に薬を投《とう》じて、人をあやまる事多し。夫《それ》薬は、補瀉寒熱《ほしやかんねつ》の良毒の気偏《きへん》なり。その気の偏《へん》を用《もちい》て病をせむる故に、参芪《じんぎ》の上薬をも妄《みだり》に用ゆ《ふ》べからず。其病に応《おう》ずれば良薬《りようやく》とす。必《かならず》其しるしあり。其病に応ぜざれば毒薬《どくやく》とす。たゞ益なきのみならず、また人に害あり。又、中医あり。病と脈と薬をしる事、上医に及ばずといへ共、薬は皆気の偏《へん》にして、妄《みだり》に用ゆ《ふ》べからざる事をしる。故に其病に応ぜざる薬を与へず。前漢書に班固《はんこ》が曰《いわく》、有レ病テ不レ治セ常ニ得二中医ヲ一。云意《いうこころ》は、病あれども、もし其病を明らかにわきまへず、その脈を詳《つまびらか》に察せず、其薬方を精《くわ》しく定めがたければ、慎んでみだりに薬を施さず。こゝを以《もつて》病あれども治せざるは、中品の医なり。下医《かい》の妄《みだり》に薬を用《もちい》て人をあやまるにまされり。故に病ある時、もし良医なくば、庸医《ようい》の薬を服して身をそこなふべからず。只《ただ》保養をよく慎み、薬を用ひずして、病のをのづから癒《いゆ》るを待べし。如レ此すれば、薬毒《やくどく》にあたらずして、はやくいゆる病多し。死病は薬を用ひてもいきず。下《か》医《い》は病と脈と薬をしらざれども、病家の求《もとめ》にまかせて、みだりに薬を用ひて、多く人をそこなふ。人を、たちまちにそこなはざれども、病を助けていゆる事おそし。中医は、上医に及ばずといへども、しらざるを知らずとして、病を慎んで、妄《みだり》に治せず。こゝを以《もつて》、病あれども治せざるは中品の医なりといへるを、古来名言とす。病人も亦、此説を信じ、したがって、応ぜざる薬を服すべからず。世俗は、病あれば急にいゑ《え》ん事を求て、医の良賤《りようせん》をゑ《え》らばず、庸医《ようい》の薬をしきりにのんで、かへつて身をそこなふ。是《これ》身を愛すといへども、実は身を害する也。古語に曰《いわく》、病傷《ノハ》猶可レ療《イヤス》、薬傷《ノハ》最《モ》難《シ》レ医《クスシ》。然らば、薬をのむ事、つゝしみておそるべし。孔子も、季康子《きこうし》が薬を贈れるを、いまだ達せずとて、なめ給はざるは、是《これ》疾をつゝしみ給へばなり。聖人の至教、則《のり》とすべし。今、其《その》病源を審《つまびらか》にせず、脈を精《くわ》しく察《さつ》せず、病に当否を知らずして、薬を投ず。薬は、皆偏毒《へんどく》あればおそるべし。

良医は臨機応変に投薬する

良医が薬を用いるときは、臨機応変《りんきおうへん》に、病人の寒熱《かんねつ》・虚実の時機にのぞんで、その変化におうじて、よいほうにしたがって行なうものです。一つの方法にとらわれることはありません。たとえば、戦の上手な大将が敵にのぞんで、巧《たく》みに変化におうじるようなものです。あらかじめ戦法を決めておくわけにはいきません。その場にのぞんで、よいほうにしたがうべきなのです。

とはいっても、古い方法をよく知っておいて、その方法の力をいまの時代にあてはめ、変化におうじるのがよいでしょう。古い方法を知らないで、ただいまの変化におうじようとしても、基本がなければうまくおうじることはできません。「故《ふるき》を温《たず》ねて新しきを知る」のが良医なのです。

良医の薬を用るは臨機応変《りんきおうへん》とて、病人の寒熱虚実《きよじつ》の機《き》にのぞみ、其時の変に応じて宜《ぎ》に従ふ。必《かならず》一法に拘《かか》はらず。たとへば、善く戦ふ良将の、敵に臨《のぞ》んで変《へん》に応ずるが如し。かねてより、その法を定めがたし。時にのぞんで宜《ぎ》にしたがふべし。されども、古法をひろくしりて、その力を以《もつて》今の時宜《じぎ》にしたがひて、変に

寒熱《かんねつ》 悪寒や発熱。寒さ、熱さ。

虚実 病邪に対するからだの抵抗状態。

故《ふるき》を温《たず》ねて新しきを知る 300頁参照。

応ずべし。古《いにしえ》をしらずして、只今の時宜に従《した》がはんとせば、本《もと》なくして、時宜に応ずべからず。故《ふるき》を温《たず》ねて新をしるは、良医なり。

薬の服用は慎重に

薬を飲まなくても、自然に治る病気は多いものです。このことを知らないで、むやみに薬をつかって、その薬にあてられて病気を重くし、食欲をなくし、長く回復せずに死んでしまう人もまた多いものです。薬をつかうことには慎重でなければなりません。

薬をのまずして、おのづからいゆる病多し。是をしらで、みだりに薬を用て、薬にあてられて病をまし、食をさまたげ、久しくいゑ《え》ずして、死にいたるも亦多し。薬を用る事つつしむべし。

治療の要点ははじめにある

病気がはじめて起こったとき、その症状をはっきりとつかむまでは、むやみに早く薬をつかってはいけません。はっきりと診断がついてから、薬をつかうべきです。さまざまな病気が重くなるのは、多くの場合、はじめに薬を間違えるからです。誤《あやま》って病気に反する薬をつかえば、治りにくくなります。ですから、治療の要点ははじめにあるのです。

病気が起こったなら、早く良医を招《まね》いて治療をするのがよいでしょう。病気によっては、治療がおくれると病気が重くなって治りにくくなります。これは、扁《へん》鵲《じゃく》が斉侯《せいこう》にいたったことです。

病の初発《しょほつ》の時、症《しょう》を明に見付《みつけ》ずんば、みだりに早く薬を用ゆ《ふ》べからず。よく病症を詳《つまびらか》にして後、薬を用ゆ《ふ》べし。諸病の甚しくなるは、多くは初発の時、薬ちがへるによれり。あやまつて、病症にそむける薬を用ゆ《ふ》れば、治しがたし。故に療治《りょうじ》の要は、初発にあり。病おこらば、早く良医をまねきて治すべし。症により、おそく治《じ》すれば、病ふかくなりて治《じ》しがたし。扁鵲《へんじゃく》が斉侯《せいこう》に告《つげ》たるが如し。

◆はじめが肝心。何事についてもいえることであろう。はじめに見誤ると、後々大きな問題に発展することになる。

扁鵲《へんじゃく》 中国、戦国時代の名医で、治疾の聖などといわれる。

扁鵲《へんじゃく》が斉侯《せいこう》にいたったこと〜 『史記』「扁鵲倉公伝」に、扁鵲が斉の桓公に早期治療の必要性を説いた話がある。

長生きの薬はない

丘処機《きゅうしょき》が、「衛生の道ありて長生の薬なし」といったのは、養生《ようじょう》の方法はあるけれども、生まれつきもっていない命を長くする薬はない、という意味です。養生とは、ただ生まれつきもっている寿命をよくたもつ道です。

むかしの人も術者《じゅつしゃ》にたぶらかされて、長生きの薬というものを用いた人が多くいましたが、その効果はなにもなく、かえって薬の毒に傷《きず》つけられた人もいました。これが長生きの薬などないという証拠です。長いあいだ苦労して長寿の薬として飲んでも無益なのです。信じてはいけません。

内欲を制して、外邪《がいじゃ》を防《ふせ》ぎ、日常生活を慎《つつし》み、動静を適度にすれば、生まれつきもっている寿命をたもつことができるでしょう。これが養生の道なのです。丘処機の説は、千古《せんこ》の迷信《めいしん》を破《やぶ》ったのです。この説は大いに信じるべきでしょう。疑うべきことを疑い、信じるべきことを信じることこそが、迷《まよ》いをとく道なのです。

丘処機《きゅうしょき》が、衛生の道ありて長生の薬なし、といへるは、養生の道はあれど、むう

丘処機《きゅうしょき》 中国、金末・元初の道士。

内欲 37頁参照。

外邪《がいじゃ》 37頁参照。

◆疑うべきことを疑い、信じるべきことを信じること。まさにそのとおりであり、名言といえるだろう。

まれ付《つ》かざるいのちを、長くする薬はなし。養生は、只むまれ付《う》たる天年《つき》をたも《てんねん》つ道なり。古《いにしえ》の人も術者《じゆつしや》にたぶらかされて、長生の薬とて用ひし人、多かりしかど、其しるしなく、かへつて薬毒《やくどく》にそこなはれし人あり。是《これ》長生の薬なき也。久しく苦労して、長生の薬とて用ゆれども益《ふ》なし。信ずべからず。内慾を節《せつ》にし、外邪《がいじや》をふせぎ、起居をつゝしみ、動静を時にせば、生れ付《つき》たる天年をたもつべし。是養生の道あるなり。丘処機《きゆうしよき》が説は、千古の迷《まよい》をやぶれり。此説信ずべし。凡《およそ》うたがふべきをうたがひ、信ずべきを信ずるは迷《まよい》をとく道なり。

薬の性質と調合に注意

薬屋の薬によいものとそうでないもの、ほんものとにせものとがあります。注意して選ばなければなりません。性質の悪い薬と、偽薬《ぎやく》とを用いてはいけません。偽薬とは、本物ではない、似せてつくった薬です。たとえば、枸橘《くきつ》を枳穀《きこく》とし、鶏腿児《けいたいじ》を柴胡《さいこ》とするのがその類《たぐい》です。

また、薬の良し悪しに気をつけましょう。その病気に適した処方であっても、

枸橘《くきつ》・枳穀《きこく》
枸橘はミカン科の植物。「カラタチ」の未成熟果実。枳穀は「カラタチ」のほぼ成熟した果実。

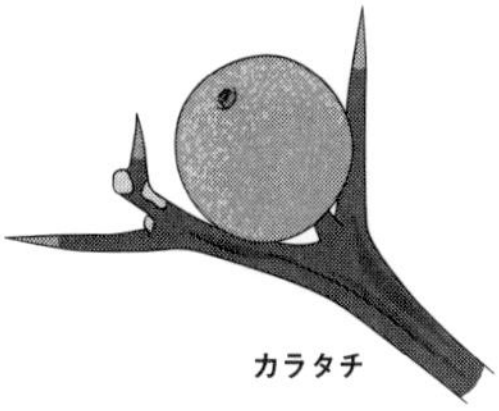

薬の性質が悪ければ効果がありません。さらに薬の調合にも注意しましょう。薬の性質がいかによくても、調合が誤っていれば効きめがありません。

たとえば、食物もその土地によって、時節によって味の良し悪しがあります。またよい食材も料理が悪ければ、美味ではなく、食べられないようなものです。ですから、その薬の性質のよいものを選び、その調合は正確に行なうべきでしょう。

薬肆《やくし》《くすりや》の薬に、好否あり、真偽《しんぎ》あり。心を用ひてゑ《え》らぶべし。性あしきと、偽薬とを用ゆ《ふ》べからず。偽薬とは、真ならざる似《に》せ薬也。枸橘《くきつ》を枳殻《きこく》とし、鶏腿児《けいたいじ》を柴胡《さいこ》とするの類《たぐい》なり。又、薬の良否に心を用ゆ《ふ》べし。其病に宜しき良方といへども、薬性あしければ功なし。又、薬の製法に心を用ゆ《ふ》べし。薬性よけれ共、修《こしらえ》、治法に背《そむ》けば能なし。たとへば、食物も其土地により、時節につきて、味のよしあしあり。又、よき品物も、料理あしければ、味《あじ》なくして、くはれざるが如し。こゝを以《もつて》その薬性のよきをゑ《え》らび用ひ、其製法をくはしくすべし。

鶏腿児《けいたいじ》・柴胡《さいこ》
鶏腿児は「カワラサイコ」。柴胡は「ミシマサイコ」などの漢名。

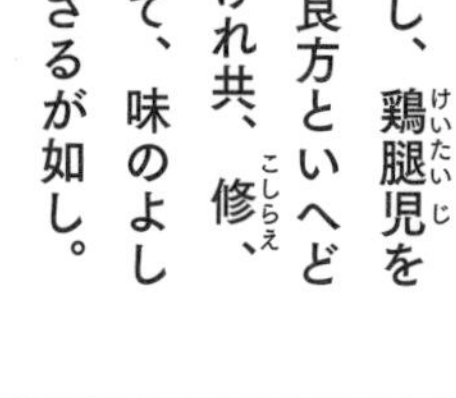
ミシマサイコ

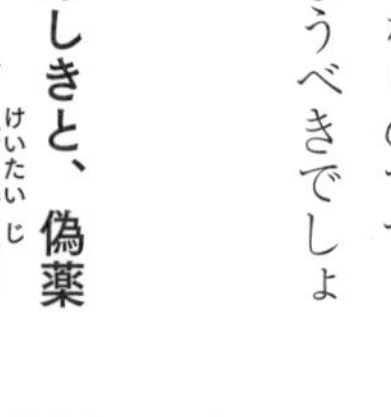
カワラサイコ

適切な薬の量

日本人は、中国の人のように丈夫で胃腸が強くないので、薬を小服にするが適当とされていますが、そのからだつきや大きさは似たようなものですから、その薬の分量が中国の人の半分にもおよばないというのは疑問です。ですから、薬をいま少し増量するのがよいでしょう。たとえ、むかしから間違って小服になっていたとしても、誤《あやま》っていることは躊躇《ちゅうちょ》せずにすぐに改めるべきです。

いまの医者の薬剤をみると、一服がいかにも少ないのです。これでは補湯《ほとう》であっても保養の力にはならないでしょう。まして利湯《りとう》をつかう病気というのは、外部からは風寒が皮膚《ひふ》を傷《きず》つけて大熱を生じ、内部では飲食が胃腸に滞《とどこお》り、消化不良は重く、欝結《うつけつ》はひどく、内外の邪気がはなはだ強い病気です。どうして少量で治せましょうか。

少量の薬をもって大きな病邪に勝てないことは、ちょうど一杯の水で車一台分の薪《たきぎ》の火を消せないようなものです。また、少人数の兵で大人数の敵に勝てないようなものです。

薬の処方が病気によくあっていたとしても、このような小服では、薬の力がは

補湯《ほとう》 補助薬。
利湯《りとう》 主薬。
欝結《うつけつ》 ふさがり滞ること。

たらかず、効《き》きめのあるはずがありません。
砒素《ひそ》のような猛毒《もうどく》でも、人が一匁《いちもんめ》を飲むと死にいたると古人はいっています。ですから一匁よりも少ない量の砒素を飲んでも死にません。河豚《ふぐ》もたくさん食べなければ死にません。強い大毒でさえこうなのです。まして力の弱い少服の薬がどうして大病に勝つことができましょうか。

この理屈をよく考えて、小服の薬では効果のないことを知るべきです。いまの医者の用いる薬の処方は、その病気にあうのも多いでしょう。ですが、早く効果があらわれず、病気が治りにくいのは、小服のため薬の力がたりないからではないでしょうか。

日本人は、中夏の人の健《すこやか》にして、腸胃《ちょうい》のつよきに及ばずして、薬を小服にするが宜しくとも、その形体、大小相似たれば、その強弱の分量、などか、中夏の人の半《なかば》に及ぶべからざらんや。然らば、薬剤を今少《すこし》大にするが宜しかるべし。たとひ、昔よりあやまり来りて、小服なりとも、過《あやま》っては、則《すなわち》改るにはゞかる事なかれ。今の時医の薬剤を見るに、一服如レ此小にしては、補湯といへども、接《せっ》養《よう》の力なかるべし。況《いわんや》利湯《りとう》を用る病は、外、風寒肌膚《きふ》をやぶり、大熱を生じ、

一匁《いちもんめ》 3・75グラム。

◆薬の量について述べたものであるが、むかしから行なわれてきたことであっても、それが誤っているとわかれば、躊躇なく改めよと説く。「過っては、則改るにはばかることなかれ」は、『論語』（学而篇）の引用である。

内、飲食腸胃に塞《ふさが》り、積滞《しやくたい》の重き、欝結《うつけつ》の甚しき、内外の邪気甚《はなはだ》つよき病をや。小なる薬力を以《もつて》大なる病邪にかちがたき事、たとへば、一盃《ぱい》の水を以《もつて》一車薪の火を救ふべからざるが如し。又、小兵を以《もつて》大敵にかちがたきが如し。薬方、その病によく応ずとも、かくのごとく小服にては、薬に力なくて、効《しるし》あるべからず。砒毒《ひどく》といへども、人、服する事一匁許《ばかり》に至りて死《し》すと、古人いへり。一匁よりすくなくしては、砒霜《ひそう》をのんでも死なず、河豚《ふぐ》も多くくらはざれば死なず。つよき大毒すらかくの如し。況《いわんや》ちからよは《わ》き小服の薬、いかでか大病にかつべきや。此理を能《よく》思ひて、小服の薬、効なき事をしるべし。今時の医の用る薬方、その病に応《おう》ずるも多かるべし。しかれども、早く効を得ずして癒《いえ》がたきは、小服にて薬力たらざる故に非ずや。

古法にとらわれないこと

中国のしきたりによると、父母の喪《も》はかならず三年となっています。これが天下古今に通じる定めです。日本人は、体力・気力、胃腸が弱いので、古法によって朝廷から一年の喪が定められたのです。三年の喪は二十七カ月です。一年の喪は十二カ月です。これは日本人が生まれつき弱いからであって、それに適した年数を考えたもので、人性にしたがった中道といえるでしょう。

ところが、近世の儒者《じゅしゃ》たちのなかには、日本の土地にあったよさを知らないで、古法にこだわって三年の喪を実行した人がいましたが、多くは病気で死んでいます。喪にたえないのは、古人はこれを不幸としています。

これについて思うことですが、薬の使用もまた同じでしょう。つまり、日本の国にあうように、中国の薬の量の半分を一服と定めればよいでしょう。ですから一服は一匁《もんめ》から二匁までぐらいにし、そのなかで人の強弱や病気の軽重《けいちょう》におうじて増減すればよいのです。およそ時代の流れをわきまえず、ただ法にこだわるのは愚人《ぐじん》のすることです。卑俗《ひぞく》な流行にしたがって道理を忘れるは小人《しょうじん》のすることです。

中華の法、父母の喪《も》は必《かならず》三年、是《これ》天下古今の通法なり。日本の人は体気、腸胃、薄弱なり。此故に、古法に、朝廷より期《き》の喪《も》を定め給ふ。三年の喪《も》は二十七月也。期《き》の喪は十二月なり。是日本の人の、禀賦《ひんぷ》の薄弱《はくじゃく》なるにより、其宜を考へ

一匁《もんめ》から二匁
3・75〜7・5グラム。

◆古い方法にとらわれることを戒めている。時代の流れをわきまえ、その状況にあわせることが大切なのである。これは薬の量にかぎったことではないだろう。

て、性にしたがへる中道なるべし。然るに近世の儒者、日本の土宜をしらず、古法にかゝはりて、三年の喪を行へる人、多くは病して死せり。喪《も》にたへざるは、古人是《これ》を不孝とす。是によつて思ふに、薬を用るも亦同じ。国土の宜をはかり考へて、中夏の薬剤の半《なかば》を、一服と定めば宜しかるべし。然らば、一服は、一匁より二匁に至りて、其内、人の強弱、病の軽重によりて多少あるべし。凡《およそ》時宜をしらず、法にかゝはるは、愚人《ぐじん》のする事なり。俗流にしたがひて、道理を忘るゝは小人《しょうじん》のわざなり。

丸薬・散薬・煎湯・泡薬の性質

およそ丸薬《がんやく》は、性質がもっともやわらかで、その効《き》きめがにぶく急ではありません。丸薬は下部にまで達する薬であり、胃腸の滞《とどこお》りを治すのによいものです。散薬《さんやく》は、細かな粉薬です。丸薬よりするどい性質です。ですが、経絡《けいらく》にはめぐりにくいものです。上部の病気、また胃腸の病気によく効きます。

煎湯《せんとう》は、散薬よりその効きめがするどいものです。上中下、胃腸、経絡によく

経絡《けいらく》 漢方で、ツボ（経穴）とツボを結び連ねる気血の循環・反応系統のこと。

煎湯《せんとう》 煎じ薬。

循環《じゅんかん》します。

泡薬《ひたしぐすり》は、煎湯よりさらにするどく効きます。外邪、霍乱《かくらん》、食傷《しょくしょう》、腹痛につかうとよいでしょう。その効果は早く出ます。

凡《およそ》丸薬《がんやく》は、性尤《もっとも》やはらかに、其功、にぶくしてするどならず。下部《げぶ》に達する薬、又、腸胃の積滞《しゃくたい》をやぶるによし。散薬《さんやく》は、細末せる粉薬也。丸薬《がんやく》よりするどなり。経絡《けいらく》にはめぐりがたし。上部の病、又、腸胃の間の病によし。煎湯は散薬より其功するどなり。上中下、腸胃、経絡《けいらく》にめぐる。泡薬《ひたし》は煎湯より猶《なお》するどなり。外邪《がいじゃ》、霍乱《かくらん》、食傷《しょくしょう》、腹痛《ふくつう》に用《もちう》べし。其功早し。

薬の服用のしかた

『医学入門』には、つぎのようなことが述べてあります。

薬を服用するのに、病気が上部にあるときには、食後に少しずつ服用します。一時にたくさん飲んではいけません。

泡薬《ひたしぐすり》 煎じないで、煮立った湯に浸してつくる薬。

霍乱《かくらん》 暑気あたりによって起きる諸病の総称。嘔吐・下痢・発熱などをともなう。

食傷《しょくしょう》 食中毒。食あたり。

『医学入門』 明代の医者・李梴の著書。

病気が中部にあるときには、食後しばらくしてから服用します。病気が下部にあるときには、空腹時に何度も多めに飲んで下部に達するようにします。

病気が手足・血脈にあるときは、日中の空腹時がよいでしょう。病気が骨髄《こつずい》にあるときは、食後、夜がよいでしょう。

薬が逆流《ぎゃくりゅう》しておさまりにくいときは、ただ一すくいを少しずつ静かに飲むのがよいでしょう。急にたくさん飲んではいけません。

これが薬を飲む法です。知らずにいてはいけません。

入門にいへるは、薬を服するに、病、上部にあるには、食後に少《すこし》づゝ服す。一時に多くのむべからず。病、中部に在《ある》には、食遠に服す。病、下部にあるには、空心にしきりに多く服して下に達すべし。病、四肢《しし》、血脈にあるには、食にうゑて日中に宜し。病、骨髄《こつずい》に在《ある》には食後夜に宜し。吐逆《とぎゃく》して薬を納《おさめ》がたきには、只一すくひ、少づゝ、しづかにのむべし。急に多くのむべからず。是《これ》薬を飲《のむ》法也。しらずんば有《ある》べからず。

煎じる人を選ぶこと

また、つぎのようにいっています。

「薬を煎《せん》ずるのに、砂罐《さかん》を用ゆべし」と。砂罐とはやきものの鍋です。また、こうもいっています。

「人をえらぶべし」と。その意味は心の慎《つつし》みぶかい人に煎じさせるのがよいということです。そそっかしい人にまかせてはいけません。

又曰《いわく》、薬を煎《せん》ずるに砂礶《しゃかん》を用ゆ《ふ》べし。やきものなべ也。又曰《いわく》、人をゑ《え》らぶべし。云意《いうこころ》は、心謹信なる人に煎《せん》じさせてよしと也。粗率《そそつ》なる者に任《まか》すべからず。

症状にあわせた服用のしかた

薬を服用するのに、五臓《ごぞう》・手足に達するのには、湯を用います。胃の中にとどめようとするには散薬《さんやく》を用います。下部の病気には丸薬《がんやく》がよいでしょう。急速な

五臓《ごぞう》 漢方で、体内にある五つの臓器をいう。心臓、肝臓、肺臓、腎臓、脾臓の称。

散薬《さんやく》 粉末状の薬。こなぐすり。

病気であれば湯を使います。ゆるやかな病気には散薬を使います。もっとゆるやかな病気には丸薬がよいでしょう。食傷《しょくしょう》・腹痛などの急病には煎湯《せんとう》を用います。また散薬もよいでしょう。丸薬は効きがおそいものです。もしつかうのなら、細かくかみくだいてつかうとよいでしょう。

薬を服するに、五臓四肢に達するには湯《とう》を用《ふ》ゆ。胃《い》中にとゞめんとせば、散を用《ふ》ゆ。下部の病には丸《がん》に宜し。急速の病ならば湯を用《ふ》ゆ。緩々《かんかん》なるには散を用《ふ》ゆ。甚《はなはだ》緩《ゆる》き症には、丸薬《がんやく》に宜し。食傷、腹痛《ふくつう》などの急病には煎湯を用《ふ》ゆ。散薬も可《か》也。丸薬《がんやく》はにぶし。もし用ひば、こまかにかみくだきて用《ふ》ゆべし。

中国の料理と日本の料理

中国の書である『居家必用《きょかひつよう》』、『居家必備《きょかひつび》』、『斉民要術《さいみんようじゅつ》』、『農政全書《のうせいぜんしょ》』、『月令《がつりょう》広義《こうぎ》』などには料理の方法がたくさん書いてあります。それらに載《の》っているものは、日本の料理とはずいぶん違っていて、みなしつこく脂《あぶら》っこくて、味つけも濃《こ》

食傷《しょくしょう》 食中毒。食あたり。

『居家必用《きょかひつよう》』『居家必備《きょかひつび》』『斉民要術《さいみんようじゅつ》』『農政全書《のうせいぜんしょ》』『月令広義《がつりょうこうぎ》』 いずれもむかしの中国の生活実用百科として用いられたもの。

いものです。その味もとても重くこってりとしています。
中国の人は胃腸が厚く、生まれつき強いから、こうした濃い味のものを食べても滞《とどこお》らないのです。近ごろ長崎にくる中国人もこうであるといいます。
日本人は壮年の元気な人であっても、このような食事をすると、すぐに満腹して滞り、病気を起こすでしょう。日本人の食事は、あっさりとして軽いのがよいのです。しつこくて味が濃いものを多くは用いません。料理人の腕《うで》も味の軽いものをよいとし、そうした味つけをする人を腕ききとします。これは中国と日本との風土や気風の違いからでしょう。ですから、補薬を小服にして、甘草《かんぞう》を減じ、棗《なつめ》を少し用いることは当然のことといえるでしょう。

中夏の書、居家必用《きょかひつよう》、居家必備《きょかひつび》、斉民要術《せいみんようじゅつ》、農政全書《のうせいぜんしょ》、月令広義《がつりょうこうぎ》等に、料理の法を多くのせたり。其のする所、日本の料理に大《おおい》にかはり、皆、肥濃膏腴《ひのうこうゆ》、油《ゆ》膩《に》の具、甘美《かんび》の饌《せん》なり。其食味 甚《はなはだ》 おもし。中土《ちゅうど》の人は、腸胃厚《あつ》く、禀賦《ひんぷ》つよき故に、かゝる重味を食しても滞塞《たいそく》せず。今世、長崎に来る中夏人も、亦如レ此と云《いう》。日本の人は壮盛《そうせい》にても、かやうの饌食《せんしょく》をくらはば飽満《ほうまん》し、滞塞《たいそく》して病おこるべし。日本の人の饌食は、淡《あわ》くしてかろきをよしとす。肥濃甘美《ひのうかんび》の味を多く用ず。

甘草《かんぞう》
マメ科の多年草。根に甘味があり、漢方生薬として、鎮痛、鎮咳剤などに広くつかわれる。

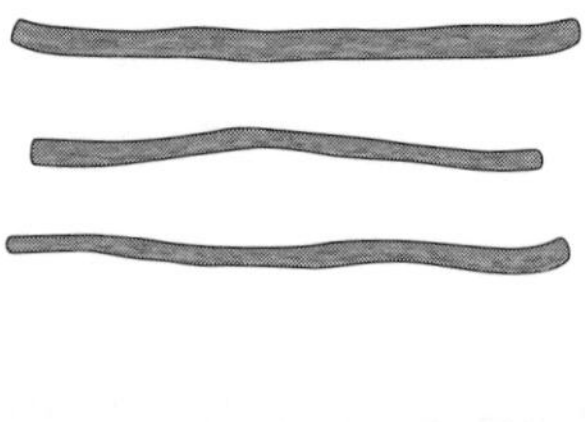

庖人《ほうじん》の術《じゅつ》も、味かろきをよしとし、良工とす。これ、からやまと風気の大に異る処なり。然れば、補薬を小服にし、甘草《かんぞう》を減《げん》じ、棗《なつめ》を少《すこし》用る事むべなり。

薬一服の大小・軽重

薬一服の大小・軽重《けいちょう》は、病状により、からだの大小・強弱によって加減するとよいでしょう。補湯《ほとう》は、小剤にして少しずつ服用して、ゆっくり効果をあげるのがよいのです。多くつかいすぎると、滞《とどこお》ってふさいでしまいます。発散《はっさん》、瀉《しゃ》下《か》、疎通《そつう》などの利湯《りとう》は、大剤にして強力にしてつかいます。そして早く効果をあげるのがよいのです。

薬一服の大小、軽重は、病症により、人の大小強弱によつて、増減すべし。補湯は、小剤にして少《すこし》づゝ服し、おそく効《しるし》をとるべし。多く用ひ過《すご》せば滞《とどこお》りふさがる。発散、瀉下《しゃげ》、疎通《そつう》の利湯は、大剤にしてつよきに宜し、早く効《しるし》をとるべし。

棗《なつめ》 クロウメモドキ科の落葉小高木。身は長円形で、暗赤褐色に熟し、生食・菓子・薬用。

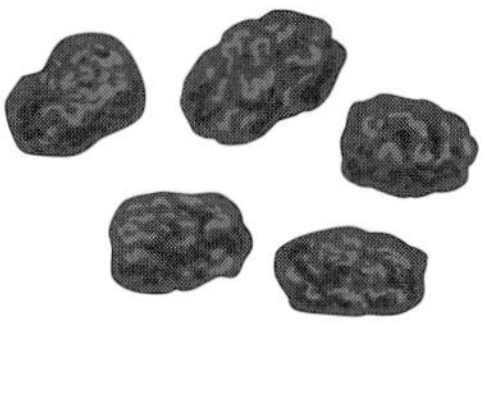

補湯《ほとう》 補助薬。
発散《はっさん》 ちらし薬。
瀉下《しゃか》 くだし薬。
疎通《そつう》 通じ薬。
利湯《りとう》 主薬。

毒に対する応急処置

食物の毒、その他一切の毒にあたったときは、黒豆・甘草《かんぞう》を濃《こ》く煎《せん》じ、冷《さ》めてから何度も飲むのがよいのです。熱いうちに飲んではいけません。はちくの葉をくわえるのもよいでしょう。もし、毒を消す薬がなかったら、冷たい水をたくさん飲むとよいでしょう。そして多く吐《は》いてしまうのがよいのです。これは古人が応急処置として伝える方法です。知っておかなければなりません。

食物の毒、一切の毒にあたりたるに、黒豆《くろまめ》、甘草《かんぞう》をこく煎じ、冷《れい》になりたる時、しきりにのむべし。温熱なるをのむべからず。はちく竹の葉《は》を、加ふるもよし。もし毒をけす薬なくば、冷水を多く飲べし。多く吐瀉《としゃ》すればよし。是《これ》古人急に備ふる法なり。知《しる》べし。

甘草《かんぞう》
326頁参照。

はちく（淡竹）
イネ科マダケ属の一つ。中国原産。稈は十メートル、径は十センチに達する。

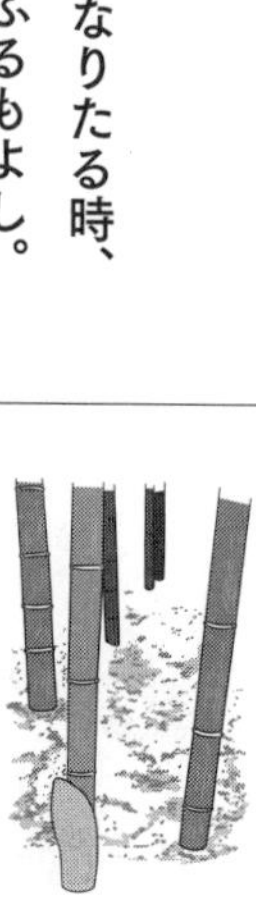

腎の気をよくたもつ

腎臓《じんぞう》は水をつかさどります。五臓六腑《ごぞうろっぷ》の精気をうけてはたらくので、五臓が盛《さか》んに活動すると、腎臓のはたらきも盛んになります。腎臓だけに精気があるわけではありません。それゆえ腎臓を保護しようとして、もっぱら腎臓の薬を用いるのはよくありません。腎臓は下部にあって、五臓六腑の根本になっています。ですから腎の気が虚弱《きょじゃく》になるとからだの根本が衰《おとろ》えることになります。

このようなわけで、養生《ようじょう》の道は腎の気をよくたもつことにあります。腎の気が亡《ほろ》びてしまっては、生命をたもつことができません。精気をおしむことなく、薬の治療と食事療法で腎臓を保護しようというのは、本末《ほんまつ》をとり違えているといえるでしょう。効きめはありません。

腎は、水を主《つかさ》どる。五臓《ぞう》六腑《ぷ》の精をうけてをさむ故、五臓盛《さかん》なれば、腎水盛なり。腎の臓《ぞう》ひとつに、精あるに非ず。然れば、腎を補《おぎな》はんとて専《もつぱら》腎薬を用べからず。腎は下部にあつて五臓六腑の根《ね》とす。腎気、虚すれば一身の根本《こんぽん》衰《おと》ろふ。故に、養生の道は、腎気をよく保つべし。腎気亡《ほろ》びては生命を保ちがたし。精気

五臓六腑《ごぞうろっぷ》 漢方で、五つの臓器と六つのはらわたのこと。

をお《を》しまずして、薬治と食治とを以《もつて》、腎を補はんとするは末なり。しるしなかるべし。

香が心を養う

いろいろな香《こう》が鼻を養うことは、五味《ごみ》が口を養うことと同じです。いろいろな香は、これをかぐと正気をたすけ、邪気をはらい、悪臭を消し、けがれをとり除《のぞ》いて精神を神明に通じさせます。

ひまがあれば、静かな部屋に座《すわ》って、香をたいて黙座《もくざ》するのは、風雅《ふうが》なおもむきがまして心を養うでしょう。これもまた養生《ようじょう》の一つの方法なのです。

香には四種類があります。たき香、掛香《かけこう》、食香《しょくこう》、貼香《つけこう》です。たき香とは、いろいろな香をあわせてたくことです。中国の書では百和香《ひゃくかこう》といいます。日本の『古今和歌集』にも百和香を詠《よ》んだ歌があります。掛香とは、かおり袋、におい玉などのことをいいます。貼香とは、花の露《つゆ》、兵部卿《ひょうぶきょう》などという類《たぐい》の身につける香のことです。食香とは、食べて香りのよいもの、透頂香《とうちんこう》、香茶餅《こうさぺい》、団茶《だんさ》などのこと

五味《ごみ》
食物の、甘（あまい）、酸（すっぱい）、辛（からい）、苦（にがい）、鹹（しおからい）の総称。

◆香をたき、静かな環境で心を養う。これもまた養生法の一つであると説く。

『古今和歌集』にも～
『古今和歌集』四六四に「百和香」としてつぎの歌がある。
百和香　よみ人しらず
「花ごとに　あかず散らしし　風なれば　いくそばくわが　憂しとかは思ふ」（私が満足しないうちに、どの花もみな散らした風だ、どれほどくり返し私はつらく思ったことだろうか）

です。

諸香《こう》の鼻を養ふ事、五味の口を養ふがごとし。諸香は、是をかげば正気をたすけ、邪気をはらひ、悪臭《あくしゅう》をけし、けがれをさり、神明に通ず。いとまありて、静《せい》室《しつ》に坐して、香《こう》をたきて黙坐《もくざ》するは、雅趣《がしゅ》をたすけて心を養ふべし。是亦、養生の一端《たん》なり。香《こう》に四品あり。たき香あり、掛《かけ》香あり、食《しょく》香あり、貼《つけ》香あり。たき香とは、あはせたきものゝ事也。からの書に百和香《ひゃつかこう》と云《いう》。日本にも、古今和歌集《こきんわかしゅう》の物の名に百和香《ひゃつかこう》をよめり。かけ香《こう》とは、かほ《を》り袋、にほひの玉などを云《いう》。貼香《つけこう》とは、花の露、兵部卿《ひょうぶきょう》など云類《いうるい》の、身につくる香也。食香とは、食して香よき物、透頂香《とうちんこう》、香茶餅《こうさべい》、団茶《だんさ》など云《いう》物の事也。

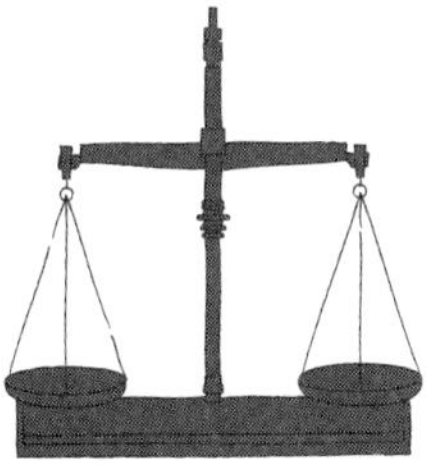

兵部卿《ひょうぶきょう》 香の名。におい袋に入れる香料の処方。また、それを入れたにおい袋。

『養生訓』に学び、自らを振り返る

益軒の説くように、薬の使用は慎重にかつ適切に行なわなければならない。そして薬にたよらず、身を慎んで病気を防ぐ。これが養生の道であり、当然、いまにも通じることである。「用薬」は薬について述べたものであるが、薬にかぎらず、さまざまな場面においてもいえるものがいくつもある。

臨機応変に、その変化におうじて対処する。一つの方法にとらわれない。はじめが肝心、はじめに見誤らないこと。疑うべきことを疑い、信じるべきことを信じる。古い方法にこだわらない。誤りは躊躇せずにすぐに改める。時代の流れをわきまえ、その状況にあわせること。

自身を振り返り、これらの教えを自らの行動に照らしあわせてみるとよいだろう。

また、益軒は「香」について触れている。現代はさまざまな方法で香りを楽しむことができる時代。自分にあう、自分なりの「香」を見つけ、心の養生にとり組んでみるのもよいだろう。

8

卷第八　養老 育幼 鍼灸法

養　老

真心をつくして親を養う

人の子である以上、親を養う道を知らなくてよいはずがありません。親の心を楽しませ、親の心にそむかず、怒《おこ》らすことなく、心配をかけることなく、季節の寒さ暑さにおうじて、居室と寝室とを快適にし、飲食の味をよくして、真心《まごころ》をつくして養わなければなりません。

人の子となりては、其おやを養ふ道をしらずんばあるべからず。其心《その》を楽《たの》しましめ、其心にそむかず、いからしめず、うれへしめず。其時の寒暑にしたがひ、其居室と其祢所《ねどころ》をやすくし、其飲食を味よくして、まことを以て養ふべし。

◆「養老」は老人がテーマ。老人との接しかた、老人自身のありかた・養生の道について説いている。つづいて「育幼」では子どもの育てかたについて触れ、そして「鍼」「灸法」では鍼灸について述べている。

子どものように養うこと

老人はからだの気がおとろえ、胃腸が弱くなっています。日ごろから子どもを養うように気をつかわなければなりません。飲食の好き嫌いをたずね、適当な温度をたもち、居室を清潔にし、風雨を防《ふせ》ぎ、冬は暖かく、夏は涼しくし、風・寒・暑・湿の邪気《じゃき》をよく防《ふせ》いで、おかされないようにし、いつも心を安楽にたもてるようにしなければなりません。

盗賊《とうぞく》・水害・火災などの不意な異変《いへん》があったときは、まず両親を驚《おどろ》かさないよう早くたすけ出さなければなりません。異変にあって病気にならないよう気をくばらなければなりません。老人は驚くと病気になりやすいものです。用心しなければいけません。

老人は、体気おとろへ、腸胃よはし《わ》。つねに小児を養ふごとく、心を用ゆべし《ふ》。飲食のこのみ、きらひをたづね、其寒温の宜《よろし》きをこゝろみ、居室をいさぎよくし、風雨をふせぎ、冬あたゝかに、夏涼《すずし》くし、風寒暑湿《ふうかんしょしつ》の邪気《じゃき》をよく防《ふせ》ぎて、おかさしめず《を》、つねに心を安楽ならしむべし。盗賊《とうぞく》水火の不意なる変災《へんさい》あらば、

先《ま》ず両親を驚《おどろ》かしめず、早く介保《かいほう》し出《いだ》すべし。変にあひて、病おこらざるやうに、心づかひ有べし。老人は、驚《おどろ》けば病おこる。おそるべし。

心を静かに、雑事を少なく

老いの身は余命も長くはないと思いやすいので、心配ごとも若いときとは違ってくるものです。心を静かに、雑事を少なくして、人との交際も少なめにすることが、老人には適しているでしょう。これもまた老人の気を養う道なのです。

老の身《み》は、余命《よめい》久しからざる事を思ひ、心を用る事わかき時にかはるべし。心しづかに、事すくなくて、人に交はる事もまれならんこそ、あひ似《に》あひてよろしかるべけれ。是も亦、老人の気を養ふ道なり。

老後の一日は千金に値する

老後は、若いときの十倍の早さで月日がすぎていくので、一日を十日とし、十日を百日とし、一カ月を一年として楽しみ、むだな日を暮らしてはいけません。つねに時、日を惜《お》しむべきです。

心を静かにして、ゆったりとおちついて残った月日を楽しみ、怒《おこ》ることなく、欲を少なくして、生き残っているからだを養うべきでしょう。

老後はただの一日も楽しまずに空《むな》しくすごすのは惜しいものです。老後の一日は千金《せんきん》に値《あたい》します。人の子たるものが、このことを心にかけて思わなくてよいものでしょうか。

老後は、わかき時より月日の早き事、十ばいなれば、一日を十日とし、十日を百日とし、一月を一年とし、喜楽して、あだに、日をくらすべからず。つねに時日をお《を》しむべし。心しづかに、従容《しょうよう》として余日《よじつ》を楽み、いかりなく、慾すくなくして、残軀《ざんく》をやしなふべし。老後一日も楽まずして、空しく過すはお《を》しむべし。老後の一日、千金にあたるべし。人の子たる者、是を心にかけて思はざるべけんや。

◆老後の一日は千金に値し、一日を惜しむのだと説く。そして楽しくすごすことだという。この「楽しく」というところが大事なのだろう。

晩年に節度をたもつ

いまの世間では、老いて子に養われている人が、若いときよりかえって怒《おこ》りっぽくなり、欲も深くなり、子を責《せ》め、人をとがめて、晩年の節度《せつど》をたもたず、心をみだすことが多くあります。

慎《つつし》んで怒りと欲を我慢《がまん》し、晩年の節度をたもち、物事に寛容《かんよう》で、子の親不孝を責めず、つねに楽しんで残った年を送るのがよいのです。これが老後の境遇《きょうぐう》に適した生きかたでしょう。

孔子は、年をとり血気がおとろえたら、ものを得ようとしてはいけないと戒《いまし》められました。聖人の言葉をおそれ大事にするべきです。

世間では、若いときにはたいへん慎んで節度を守る人がいます。ですが、老後になるとかえって多欲になり、怒りやうらみが多くなり、晩年に節度をうしなう人が多いものです。用心しなければなりません。

子として、このことを念頭《ねんとう》において、父母が怒らないように、ふだんから気をくばって、おそれ慎むべきでしょう。父母を怒らせるのは、子として大いなる不孝です。また、子として自分の不孝を親にとがめられて、逆上して親が耄碌《もうろく》した

◆晩年に節度をたもつ。年をとってから慎むことは、若いときより難しいのだろう。益軒のいうように用心しなければならない。

孔子は、年をとり血気がおとろえたら〜
『論語』（李氏篇）にこうある。
「其の老いたるに及んでは血気既に衰う、これを戒むること得に在り」
（老年になると血気はもう衰えるから戒めは欲にある）

と他人にいうなどは、最大の親不孝です。不孝をして父母をうらむのは、悪人のすることです。

今の世、老て子に養はるゝ人、わかき時より、かへつていかり多く、慾《よく》ふかくなりて、子をせめ、人をとがめて、晩節をたもたず、心をみだす人多し。つゝしみて、いかりと慾《よく》とをこらえ《へ》、晩節をたもち、物ごとに堪忍《かんにん》ふかく、子の不孝をせめず、つねに楽みて残年《ざんねん》をおくるべし。是《これ》老後の境界《きょうがい》に相応《あいおう》じてよし。孔子、年老《としおい》血気衰《おとろ》へては得るを戒《いま》しめ給ふ。聖人の言おそるべし。世俗、わかき時は頗《すこぶる》つゝしむ人あり。老後はかへつて、多慾《たよく》にして、いかりうらみ多く、晩節をうしなふ人多し。つゝしむべし。子としては是を思ひ、父母のいかりおこらざるやうに、かねて思ひはかり、おそれつゝしむべし。父母をいからしむるは、子の大不孝也。又子として、わが身《み》の不孝なるを、おやにとがめられ、かへつておやの老《ろう》耄《もう》したる由を、人につぐ。是大不孝也。不孝にして父母をうらむるは、悪人のならひ也。

老人の養生の道

老人の保養は、いつも元気を惜《お》しんで、気をへらさないことです。呼吸《こきゅう》を静かにして、荒《あら》くしてはいけません。話もゆっくりして、早くしてはいけません。言葉も少なくして、起居・歩行も静かにするのがよいでしょう。荒々しい言葉で、早口《はやくち》で、声高《こわだか》に、大きな声で話してはいけません。
怒《おこ》らず、憂《うれ》えず、すぎ去った人の過失をとがめてはいけません。自分の過失も何度も後悔《こうかい》してはいけません。人の無礼《ぶれい》な無理押しを怒りうらんではいけません。これはみな老人の養生《ようじょう》の道なのです。また同時に老人の徳行としての慎《つつし》みでもあるのです。

老人の保養は、常に元気をお《を》しみて、へらすべからず。気息《きそく》を静《しずか》にして、あらくすべからず。言語《げんぎょ》をゆるやかにして、早くせず。言《ことば》すくなくし、起居行歩をも、しづかにすべし。言語あらゝかに、口ばやく声高く、颺《よう》言すべからず。怒《いかり》なく、うれひなく、過《す》ぎ去《さり》たる人の過《あやまち》を、とがむべからず。我が過《あやまち》を、しきりに悔《く》ゆべからず。人の無礼なる横逆《おうぎゃく》を、いかりうらむべからず。是皆、老人養生の道な

◆他人を責めず、怒らず、うらまない。自分の過失も何度も責めない。そうした心のありかたが大切なのだろう。そして、それが老人の養生の道なのだろう。

り。又、老人の徳行のつゝしみなり。

気をへらさず惜しむこと

老いると気が少なくなります。気をへらすことをさけなければなりません。第一に、怒ってはいけません。憂《うれ》い、悲しみ、泣き、嘆《なげ》いてはいけません。葬儀のことに関係させてはいけません。死者の遺族を訪《たず》ねさせてはいけません。あれこれ余計なことを思わせてもいけません。

もっともいけないのは、口数の多いことです。早く話してはいけません。声高《こわだか》に話したり、高笑いしたり、声高に歌ったりしてはいけません。

遠い道を歩いてはいけません。道を早く歩いてはいけません。重いものをもちあげてはいけません。これはみな、気をへらさないように気を惜しむためなのです。

老ては気すくなし。気をへらす事をいむべし。第一、いかるべからず。うれひ、

かなしみ、なき、なげくべからず。喪葬《そうそう》の事にあづからしむべからず。死をとぶらふべからず。思ひを過《すご》すべからず。尤《もつとも》多言をいむ。口、はやく物云《いう》べからず。高く物いひ、高くわらひ、高くうたふべからず。道を遠く行《ゆく》べからず。道をはやく行《ゆく》べからず。重き物をあぐべからず。是皆、気をへらさずして、気をを《を》しむなり。

志を養うこと

老人は体力・気力ともに弱いものです。これを養うことが大切です。子たるものは、慎重《しんちょう》に気くばりして、おろそかにしてはいけません。第一に親の心にそむかず、心を楽しませてやるべきです。これが志《こころざし》を養うということです。また、栄養がおろそかであってはなりません。酒食はよく吟味《ぎんみ》して味のよいものをすすめるようにします。食物で十分に調べていないものや、粗雑《そざつ》なもの、味の悪いもの、性質の悪いものをすすめてはいけません。老人は胃腸が弱いので、粗雑で刺激の強いものに傷《きず》つきやすいのです。

老人は体気よはし《わ》。是を養ふは大事なり。子たる者、つゝしんで心を用ひ、おろそかにすべからず。第一、心にそむかず、心を楽《たの》しましむべし。是《これ》志を養ふ也。又、口腹の養《やしない》におろそかなるべからず。酒食精《くわ》しく味よき物をすゝむべし。食の精《くわ》しからざる、あらき物、味あしき物、性あしき物をすゝむべからず。老人は、腸胃よはし《わ》、あらき物にやぶられやすし。

暑いときと寒いとき

年をとっておとろえると、脾胃《ひい》が弱くなります。夏はもっとも注意して保養しなければなりません。暑いので生《なま》の冷《つめ》たいものを食べて、下痢《げり》を起こしやすくなります。瘧痢《ぎゃくり》も大いにおそれなければなりません。一度病気をすると、からだがひどくそこなわれて、元気がへってしまいます。

また、寒い月は、老人は陽気が少ないので、寒邪で身を傷《きず》つけやすくなります。用心して予防するべきでしょう。

脾胃《ひい》 脾臓と胃腸。消化器系の内臓。

瘧痢《ぎゃくり》 発熱をともなう下痢。

寒邪 寒気。

衰老の人は、脾胃《ひい》よはし。夏月は、尤《もっとも》慎んで保養すべし。暑熱によつて、生冷の物をくらへば泄瀉《せつしゃ》しやすし。瘧痢《ぎゃくり》もおそるべし。一たび病すれば、大《おおい》にやぶれて元気へる。残暑の時、殊におそるべし。又、寒月は、老人は陽気すくなくして寒邪にやぶられやすし。心を用てふせぐべし。

寂しくさせないこと

年老いてから寂《さび》しいのはよくありません。子たるものは、ときどきそばにいて、古いことやいまのことについて、静かに語って、親の心をなぐさめるとよいでしょう。

もし、友人や妻子とは仲よく長く対談する一方で、父母に対してはかたぐるしがって、とだえがちに敬遠《けいえん》するなら、親を愛さないで他人を愛するようなものです。これは悖徳《はいとく》というべきでしょう。きわめて不孝なことです。愚《おろ》かというしかありません。

悖徳《はいとく》 背徳。道徳にそむくこと。

年老ては、さびしきをきらふ。子たる者、時々侍《は》べり、古今の事、しづかに物がたりして、親の心をなぐさむべし。もし朋友妻子には和順にして、久しく対談する事をよろこび、父母に対する事をむづかしく思ひて、たえぐ〵にしてうとくするは、是《これ》其親を愛せずして他人を愛する也。悖徳《はいとく》と云《いう》べし。不孝の至《いたり》也。おろかなるかな。

天気がよく暖《あたた》かい日は

天気がよく暖《あたた》かい日は、庭や田畑に出たり、高台にあがったりして、心をひろく遊ばせて、気の滞《とどこお》りを開放させるとよいでしょう。ときどき花木を愛し、観賞《かんしょう》して、その心を快適にさせるのもよいでしょう。ただし、老人が庭や畑や花木に熱中《ねっちゅう》しすぎて、気づかれするのはよくありません。

天気和暖《かだん》の日は、園圃《えんぽ》に出《いで》、高き所に上り、心をひろく遊ばしめ、欝滞《うったい》を開《ひら》くべし。時時草木を愛し、遊賞せしめて、其意《こころ》を快《こころよ》くすべし。されども、老人み

◆外に出て、花や木をながめて、気分をリフレッシュさせるということであろう。ただし、ほどほどにしなければならないと説く。

づからは、園囿《えんゆう》、花木に心を用ひ過《すご》して、心を労すべからず。

気力の及ばないことはしない

老人は気が弱いものです。万事について用心深くするのがよいでしょう。すでにそのことにとりかかっていても、自分の身をかえりみて、気力の及《およ》ばないことはしてはいけません。

老人は気よはし《わ》。万《よろず》の事、用心ふかくすべし。すでに其事にのぞみても、わが身をかへり見て、気力の及びがたき事は、なすべからず。

年齢が七十歳になると

年齢が下寿《かじゅ》をこえて七十歳になったら、一年を無事にすごすのも、なかなか難

◆自分の身をかえりみて、気力の及ばないことはしないこと。つまり、無理はしないということであろう。

下寿《かじゅ》
六十歳。

しいものです。このころになると、一年のあいだでも体力・気力のおとろえが季節によってかわります。その変化は若いときの数年をすぎるよりも、なおはっきりとしていきます。このようにおとろえていく老いの身ですから、よく養生《ようじょう》しなければ、天寿をまっとうすることができません。

また、この年ごろになると、一年がたつのが、若いときの一、二カ月がすぎるよりも早く感じられます。残り多くもない命であって、こんなに年月が早くすぎていくのですから、これからあとの年齢《よわい》がどれほどもないことを思うべきでしょう。

そうした親をもつ、人の子たるものが、心をつくして孝行しないで、ぼんやりむだにすごすのは、もっとも愚《おろ》かなことでしょう。

とし下寿《かじゅ》をこゑ《え》、七そぢにいたりては、一とせをこゆるも、いとかたき事になん。此ころにいたりては、一とせの間にも、気体のおとろへ、時々に変りゆく事、わかき時、数年を過るよりも、猶はなはだけぢめあらはなり。かくおとろへゆく老《おい》の身《み》なれば、よくやしなはずんば、よはひを久しくたもちがたかるべし。又、此としごろにいたりては、一とせをふる事、わかき時、一二月を過《すぐ》るよりはやし。

おほからぬ余命をもちて、かく年月早くたちぬれば、此後のよはひ、いく程もなからん事を思ふべし。人の子たらん者、此時、心を用ひずして孝をつくさず、むなしく過《すぎ》なん事、おろかなるかな。

一日をもって十日として日々を楽しむ

老いてからあとは、一日をもって十日として日々を楽しむとよいでしょう。つねに一日を惜《お》しんで、一日もむだに暮らしてはいけません。世間の人のありさまが、自分の心にかなわなくても、凡人《ぼんじん》だから無理もないと思って、自分の子弟《してい》はもちろん、他人の過失《かしつ》をもゆるし、とがめてはいけません。怒《おこ》ったり、うらんだりしてもいけません。

また、自分が不幸で貧乏であったり、他人が自分に横柄《おうへい》な態度をとったりしても、浮世《うきよ》のならいとはこうしたものだと思って、天命にさからわず、憂《うれ》いてはなりません。いつも楽しんで日を送るのがよいのです。人をうらんだり、怒ったり、自分の身を憂いてなやみ、楽しまないで、つまらなく年月をすごすことは、惜し

◆他人をとがめず、怒らず、うらまず、憂えず、なやまず、一日を惜しんで楽しく暮らすようにと説く。くり返し「楽しく」と述べ、とにかく楽しく暮らすことを強調している。

むべきことです。このように惜しむべき大切な年月を、一日でも楽しまないでむなしくすごしてしまっては、愚《おろ》かというよりほかはありません。

たとえ家が貧しく不幸にして飢《う》えて死んだとしても、死ぬときまでは楽しくすごすのがよいのです。貧乏だからといって、人にむさぼりもとめ、不義理をしてまで、命を惜しんではならないのです。

老ての後は、一日を以テ十日として日々に楽しむべし。常に日をお《を》しみて、一日もあだにくらすべからず。世のなかの人のありさま、わが心にかなはずとも、凡《ぼん》人《じん》なれば、さこそあらめ、と思ひて、わが子弟をはじめ、人の過悪《かあく》を、なだめ、ゆるして、とがむべからず。いかり、うらむべからず。又、わが身不幸にして福うすく、人われに対して横逆《おうぎやく》なるも、うき世のならひ、かくこそあらめ、と思ひ、天命をやすんじて、うれふべからず。つねに楽しみて日を送るべし。人をうらみ、いかり、身《み》をうれひなげきて、心をくるしめ、楽しまずして、はかなく、年月を過《すぎ》なん事、お《を》しむべし。かくお《を》しむべき月日なるを、一日もたのしまずして、むなしく過ぬるは、愚《おろか》なりと云《いう》べし。たとひ家《いえ》まどしく、幸《さいわい》なくして、うへ《ゑ》て死ぬとも、死ぬる時までは、楽しみて過すべし。貧しきとて、人にむさぼりもとめ、

不義にして命をおしむべからず。

事をはぶいて少なくする

年老いたら、だんだんと事をはぶいて少なくするのがよいでしょう。事を好んで多くにかかわってはいけません。好むことが多いと、やる事も多くなってしまいます。やる事が多くなると、心がつかれて楽しみをうしなってしまいます。

年老《としお》いては、やうやく事をはぶきて、すくなくすべし。事をこのみて、おほくすべからず。このむ事しげゝれば、事多し。事多ければ、心気つかれて楽《たのしみ》をうしなふ。

悪天候には外出しない

老人は、大風雨《ふうう》、大寒暑《かんしょ》、大陰霧《いんむ》のときに外出してはいけません。こうしたときには家にいて、外邪《がいじゃ》をさけて静養するのがよいでしょう。

老人は、大風雨、大寒暑、大陰霧《いんむ》の時外に出《いず》べからず。かゝる時は、内に居て、外邪をさけて静養すべし。

老人が病気になったとき

老人が病気になったら、まず食事療法をこころみるとよいでしょう。そして食事療法で回復できなかったときは、薬で治療するのがよいのです。これは古人の説です。人参《にんじん》や黄芪《おうぎ》は上等な薬です。気が不足して衰弱《すいじゃく》する病気になったら服用するとよいでしょう。

病気のないときは、穀物や肉類で栄養をとるほうが、人参や黄芪でおぎなうよ

大陰霧《いんむ》 深い霧。

外邪《がいじゃ》 37頁参照。

黄芪《おうぎ》 黄耆。漢方生薬の一つ。マメ科の多年草数種の地下茎から採る生薬。健胃・強壮薬に用いる。

りはるかに効果があります。ですから、老人はいつも味のよい、性質のよい食物を少しずつ用いて補養するのがよいでしょう。病気でもないのにかたよった薬を用いてはいけません。かえって害になります。

老人病あらば、先食治《まずしょくち》すべし。食治応《おう》ぜずして後、薬治を用ゆ《ふ》べし。是古人の説也。人参《にんじん》、黄芪《おうぎ》は上薬也。虚損《きょそん》の病ある時は用ゆ《ふ》べし。病なき時は、穀肉《こくにく》の養《やしない》の益ある事、参芪《じんぎ》の補に甚《はなはだ》まされり。故に、老人にはつねに味美《あじよ》く、性よき食物を少づゝ用て補養すべし。病なきに、偏《へん》なる薬を用ゆ《ふ》べからず。かへつて害あり。

自分で楽しむこと

年をとったら、自分の心の楽しみ以外には、気をつかってはいけません。時の流れにしたがって、自分で楽しむのがよいのです。自分で楽しむというのは、世《せ》俗《ぞく》の楽しみのことではありません。ただ自分の心のなかの本来的な楽しみを楽し

かたよった薬　薬は気をかたよらせるものとしている。３０６頁参照。

んで、胸中になんのわずらいもなく、天地の四季のうつろい、山川のよい眺《なが》め、草木の成長の喜び、これらをみな楽しむとよいでしょう。

年老ては、わが心の楽《たのしみ》の外、万端、心にさしはさむべからず。時にしたがひ、自《みずから》楽しむべし。自《みずから》楽《たのし》むは世俗の楽《たのしみ》に非《あら》ず。只、心にもとよりある楽を楽しみ、胸中に一物一事のわづらひなく、天地四時、山川の好景《こうけい》、草木の欣栄《きんえい》、是又、楽しむべし。

心とからだを養う工夫に専心

老後に官職がない人は、つねに心とからだを養う工夫に専心《せんしん》するとよいでしょう。老境《ろうきょう》に無益な努力と技芸に心を労《ろう》して、気力を浪費《ろうひ》してはいけません。

老後《ろうご》、官職《かんしょく》なき人は、つねに、只わが心と身を養ふ工夫《くふう》を専《もつぱら》にすべし。老境《ろうきょう》に無益《むやく》のつとめのわざと、芸術に、心を労し、気力をついや《ひ》すべからず。

老後は静かに暮らす

朝は静かな部屋で楽《らく》に座り、香《こう》をたいて、聖人の教えを少し声を出して読み、心をきよめ俗念《ぞくねん》をとり去るとよいでしょう。

道がかわいて、風のない日は、庭に出てゆっくりとゆるやかに歩き、草木を愛《あい》玩《がん》し、その時々の風景を観賞するのがよいでしょう。部屋に帰ってきてからも、閑人《かんじん》として楽なことをすればよいのです。

ときには机や硯《すずり》のほこりを払い、席上や階下の塵《ちり》を掃除《そうじ》するとよいでしょう。いつもぼんやり座《すわ》っていたり、横になって眠ったりしてはいけません。また世俗とひろく交際しないほうがよいでしょう。老人にはよろしくありません。

朝は、静室《せいしつ》に安坐し、香《こう》をたきて、聖経《せいきよう》を少読誦《すこしどくじゅ》し、心をいさぎよくし、俗《ぞく》慮《りよ》をやむべし。道かはき、風なくば、庭圃《ていほ》に出て、従容《しようよう》として緩歩《かんぽ》し、草木を愛《あい》玩《がん》し、時景を感賞《かんしよう》すべし。室に帰りても、閑人を以《もつて》楽事をなすべし。よりく几案硯中《きあんけんちゆう》のほこりをはらひ、席上階下の塵《ちり》を掃除《そうじ》すべし。しばく兀坐《こつざ》して、睡《すい》臥《が》すべからず。又、世俗に広く交《まじわ》るべからず。老人に宜しからず。

閑人《かんじん》　ひまのある人。現職を退いた人。

育幼

三分の飢と寒が必要

小児を育てるには、三分の飢《うえ》と寒とを存するのがよい、と古人はいいます。その意味は、子どもには少し空腹がらせ、少し冷《つめ》たがらせるぐらいがよいということです。

子どもにかぎらず、大人もまたこうするとよいでしょう。子どもにおいしい食物をあきるまで食べさせ、上等な着物を厚着させて温めすぎるのは、のちに大きな禍《わざわい》となります。

俗人と婦人は理をよく知らず、子どもを養育する道を知りません。ただ腹いっぱいにおいしいものを食べさせ、着物を厚く着させて温めすぎるので、病気をよくして命を短くすることになるのです。

貧しい家の子は、衣食とも乏《とぼ》しいので、かえって病気にならず長生きをするも

◆子どもを育てるには、三分の飢えと寒さが必要であると説く。過保護を戒めたものといえるだろう。

のです。

小児をそだつるは、三分の飢と寒とを存《そん》すべしと、古人いへり。いふ意《こころ》は、小児はすこし、うやし（飢）、少《すこし》ひやすべしとなり。小児にかぎらず、大人も亦かくの如くすべし。小児に、味よき食に、あかしめ（飽）、きぬ多くきせて、あたゝめ過《すご》すは、大にわざはひとなる。俗人と婦人は、理にくらくして、子を養ふ道をしらず、只、あくまでうまき物をくはせ、きぬあつくきせて、あたゝめ過《すご》すゆへ《ゑ》、必《かならず》病多く、或《あるいは》命《いのち》短《みじか》し。貧家の子は、衣食《いしょく》ともしき故、無病にしていのち長し。

子どもを丈夫にするためには

小児は脾胃《ひい》がせまくてもろいものです。ですから、食べものに傷《きず》つけられやすいのです。いつも病人を保護するようにするのがよいでしょう。

子どもは陽気が盛《さか》んなので、熱が出やすいものです。ですから、つねに熱をお

脾胃《ひい》　脾臓と胃腸。消化器系の内臓。

それて、熱を発散させる必要があります。温めすぎると背骨が弱くなります。天気がよいときは、外に出して風や日光にあたらせるようにしましょう。こうすると、からだが丈夫になって病気をしなくなります。肌《はだ》に着せる着物は、古い布を用います。新しい布や新しい綿《わた》は、からだを温めすぎてよくありません。使用しないことです。

小児は、脾胃《ひい》もろくしてせばし。故に食にやぶられやすし。つねに病人をたもつごとくにすべし。小児は、陽《よう》さかんにして熱《ねつ》多し。つねに熱をおそれて、熱をもらすべし。あたため過《すご》せば筋骨よはし《わ》。天気よき時は、外に出して、風日にあたらしむべし。如レ此すれば、身堅固《みけんご》にして病なし。はだにきする服は、ふるき布《ふ》を用ゆ。新しききぬ、新しきわたは、あたゝめ過《すご》してあしゝ。用ゆ《ふ》べからず。

鍼

鍼の効用

鍼《はり》の効用はどうなのでしょうか。この質問に答えましょう。

鍼を刺《さ》すのは、気血の滞《とどこお》りを循環《じゅんかん》させ、腹中の停滞《ていたい》を散らす、手足の頑固《がんこ》なしびれをとり除《のぞ》くためです。

また、外に気をもらし、内に気をめぐらせ、上下左右に気をみちびきます。積《しゃく》滞《たい》や腹痛などの急病に用いると、消導《しょうどう》する作用は薬や灸《きゅう》よりも早いものです。積滞がないのに鍼を刺すと、かえって元気をへらしてしまうことになります。ですから『正伝或問《せいでんわくもん》』にこうあります。

「鍼に瀉《しゃ》あって補なし」

ですが、鍼を刺して滞《とどこお》りを吐《は》き出し、気がめぐってふさがらないようにすれば、その後は食事や薬の補助療法もやりやすくなります。

積滞《しゃくたい》
気が滞ること。

消導《しょうどう》
漢方で、食滞をとりのぞき、脾臓や胃のはたらきを回復させる治療法。

『正伝或問《せいでんわくもん》』
明の医者の虞摶の書『医学正伝』。

鍼に瀉《しゃ》あって補なし
鍼には邪気を体外に吐き出すはたらき（瀉）はあるが、元気をおぎなうはたらき（補）はない。

『内経《ないけい》』にはこうあります。

「熇々《かくかく》の熱を刺すことなかれ。渾々《こんこん》の脈を刺すことなかれ。漉々《ろくろく》の汗を刺すことなかれ。大労の人を刺すことなかれ。大飢《き》の人を刺すことなかれ。大渇《かつ》の人、新《あらた》た飽ける人、大驚《きょう》の人を刺すことなかれ」

またつぎのようにもあります。

「形気不足、病気不足の人を刺すことなかれ」

これは『内経』の戒《いまし》めです。『正伝《せいでん》』に「これ皆、瀉ありて補なきを謂《い》うなり」とあります。

さて、入浴後すぐに鍼をしてはいけません。酒に酔《よ》った人にも鍼をしてはいけません。食べて満腹している人にすぐに鍼を刺してはいけません。鍼医も病人も以上の『内経』の禁《きん》をよく理解して守らなければなりません。

鍼を用いることによる利害は、薬や灸よりもすみやかにあらわれます。よくその利と害を検討しなければなりません。強く刺してひどく痛《いた》む鍼はよくありません。また右にいった禁戒をやぶると気がへり、気がのぼり、気が動いて、早く病気を治そうとして、かえって病気が重くなります。これはよくしようとして、逆に悪くしているのです。用心しましょう。

『内経《ないけい》』
中国の古代の医書。『黄帝内経』のこと。

熇々《かくかく》の熱を刺す〜
高熱の人に鍼を刺してはならない。脈が乱れている人に鍼を刺してはならない。汗がしたたっている人に鍼を刺してはならない。大いに疲労している人に鍼を刺してはならない。大いに空腹な人に鍼を刺してはならない。のどが渇いている人、食べた直後の満腹の人、驚きやすい人に鍼を刺してはならない。

形気不足〜
からだや生理機能が十分でない人に鍼を刺してはならない。

『正伝《せいでん》』
『医学正伝』。

鍼《はり》をさす事はいかん。曰ク、鍼《はり》をさすは、気血の滞《とどこおり》をめぐらし、腹中の積《しやく》をちらし、手足の頑痺《がんひ》をのぞく。外に気をもらし、内に気をめぐらし、上下左右に気を導《みちび》く。積滞《しやくたい》、腹痛《ふくつう》などの急症《きゆうしよう》に用て、消導《しようどう》する事、薬と灸《きゆう》より速《すみやか》なり。積滞《しやくたい》なきにさせば、元気をへらす。故に正伝或問《せいでんわくもん》に、鍼《はり》に瀉《しや》あつて補なしといへり。然れども、鍼《はり》をさして滞《とどこおり》を瀉《しや》し、気めぐりて塞《ふさが》らざれば、其あとは、食補《しよくほ》も薬補《やくほ》もなしやすし。内経《ないけい》に、熇《かく》々の熱《ねつ》を刺《さす》ことなかれ。渾《こん》々《ナガル》の脈を刺《さす》事なかれ。漉《ろく》々《もるしたたる》の汗《あせ》を刺《さす》事なかれ。大労《たいろう》の人を刺《さす》事なかれ。大飢《たいき》の人をさす事なかれ。大渇《たいかつ》の人、新に飽《あけ》る人、大驚《たいきよう》の人を刺《さす》事なかれ、といへり。又曰《いわく》、形気不足、病気不足の人を刺《さす》事なかれ、是《これ》、内経《ないけい》の戒《いましめ》なり。是皆、有レ瀉テ而無レ補キを謂《いう》也。と正伝にいへり。又、浴《ゆあみ》して後、即時に鍼《はり》すべからず。酒に酔へる人に鍼《はり》すべからず。食に飽《あき》て即時に鍼《はり》さすべからず。針医も、病人も、右、内経《ないけい》の禁をしりて守るべし。鍼《はり》を用て、利ある事も、害する事も、薬と灸《きゆう》より速なり。よく其利害をえらぶべし。つよく刺《さし》て痛み甚《はなはだ》しきはあしゝ。又、右にいへる禁戒を犯《おか》せば、気へり、気のぼり、気うごく、はやく病を去《さら》んとして、かへつて病くはゝる。是よくせんとして、あしくなる也。つゝしむべし。

灸法

灸の効用

人のからだに灸《きゅう》をするのは、どのような理由からでしょうか。それについていいます。

人のからだが生きているのは、天地の元気をうけてそれを根本としているのです。元気は陽気です。陽気は暖かで火に属しています。陽気は、万物《ばんぶつ》を生成《せいせい》しています。

陰の血もまた元気から生じます。元気が不足して停滞《ていたい》して循環《じゅんかん》しないと、気がへって病気になります。血もまた同じようにへります。ですから火気の力をかりて陽をたすけ元気をおぎなうと、陽気が発生して強くなり、脾胃《ひい》が調《ととの》って食がすすみ、気血がよく循環《じゅんかん》して、飲食が滞《とどこお》りません。ですから陰邪の気が去るということです。これが灸の力で陽気をたすけ、気血を盛《さか》んにし、病気を回復させ

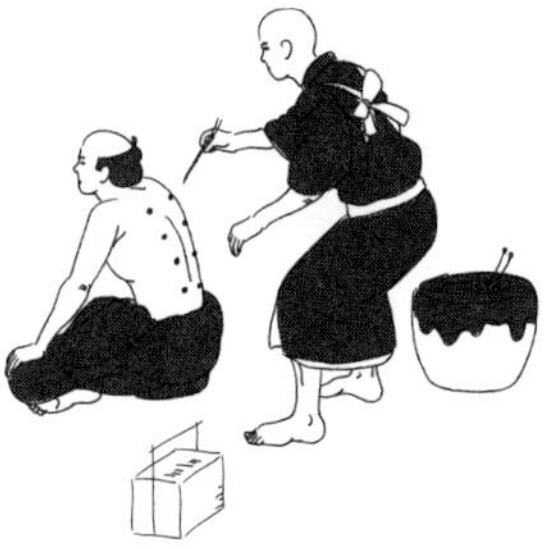

る原理なのです。

人の身に灸《きゆう》をするは、いかなる故ぞや。曰《ク》、人の身のいけるは、天地の元気をうけて本《もと》とす。元気は陽気なり。陽気は、あたゝかにして火に属す。陽気は、よく万物を生ず。陰血も亦元気より生ず。元気不足し、欝滞《うつたい》してめぐらざれば、気へりて病生ず。血も亦へる。然る故、火気をかりて、陽をたすけ、元気を補へば、陽気発生してつよくなり、脾胃《ひい》調《ととの》ひ、食すゝみ、気血めぐり、飲食滞塞《たいそく》せずして、陰邪の気さる。是灸《きゆう》のちからにて、陽をたすけ、気血をさかんにして、病をいやすの理なるべし。

虚弱な人への灸

脾胃《ひい》が虚弱《きょじゃく》で食物が滞《とどこお》りやすく、またよく下痢《げり》をする人は、陽気が不足しているのです。こうした人は、とくに灸がよいでしょう。火気で土気《どき》をおぎなうと、脾胃の陽気が発生して、よく循環《じゅんかん》して盛《さか》んになり、食が滞らず、食がすすんで元

脾胃《ひい》 脾臓と胃腸。消化器系の内臓。

気がふえます。
毎年二月、八月に天枢《てんすう》・水分《すいぶん》・脾兪《ひゆ》・腰眼《ようがん》・三里に灸をするとよいでしょう。また、京門《けいもん》・章門《しょうもん》にも交互に灸をするとよいでしょう。脾兪・胃兪も交互に灸をします。天枢への灸がもっとも効果的です。

脾胃が弱くて食物が滞りやすい人は、毎年二月、八月に灸をするのがよいでしょう。へそから両側にそれぞれ二寸または一寸五分のあたりに交互に灸をします。灸の芯《しん》の多少と大小とは、その人の気力にしたがえばよいのです。虚弱な人や年をとって弱った人は、灸を小さくし、回数も少なくします。天枢などに灸をするときは、気の弱い人には一日に一穴、二日に一穴、四日に二穴ぐらいにします。一度にたくさんして熱痛を我慢《がまん》させてはいけません。日数がたってから灸をしてもよいでしょう。

脾胃《ひい》虚弱にして、食滞《とどこお》りやすく、泄瀉《せつしや》しやすき人は、是《これ》陽気不足なり。殊に灸治《きゆうじ》に宜《よろ》し。火気を以《もつて》土気《どき》を補へば、脾胃《ひい》の陽気発生し、よくめぐりてさかんになり、食滞《とどこお》らず、食すゝみ、元気ます。毎年二八月に、天枢《てんすう》、水分、脾兪《ひのゆ》、腰眼《ようがん》、三里を灸すべし。京門《けいもん》、章門《しょうもん》もかはる〴〵灸すべし。脾《ひ》の兪《ゆ》、胃《い》の兪《ゆ》もか

天枢《てんすう》　臍の外二寸で腹直筋上にある。

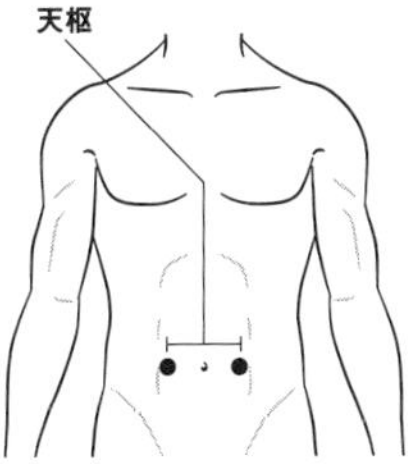

水分《すいぶん》　臍のまうえ一寸のところ。

脾兪《ひゆ》　第十一・第十二胸椎棘突起間の傍ら一寸五分。

腰眼《ようがん》　骨盤のすぐうえのくぼみ。

三里　両膝下すねから指四本分外側。

はる〲灸すべし。天枢《てんすう》は尤《もっとも》しるしあり。脾胃虚《ひいきよ》し、食滞《しょくとどこお》りやすき人は、毎年二八月、灸《きゅう》すべし。臍中《さいちゅう》より両旁《りょうぼう》各二寸、又、一寸五分もよし、かはる〲灸すべし。灸炷《きゅうちゅう》の多少と大小は、その気力《きりょく》に随ふべし。虚弱の人老衰の人は、灸炷《きゅうちゅう》小にして、壮数もすくなかるべし。天枢などに灸するに、気虚弱《きよじゃく》の人は、一日に一穴、二日に一穴、四日に両穴、灸すべし。一時に多くして、熱痛を忍ぶべからず。日数をへて灸してもよし。

大切なつぼに灸をする

灸をするべきところを選んで、大切なつぼに灸をするのがよいのです。むやみにあちらこちらに多く灸をすると、気血をへらすことになるでしょう。

灸すべき所をゑ《え》らんで、要穴に灸すべし。みだりに処多く灸せば、気血をへらさん。

京門《けいもん》 第十二肋骨の先端。
章門《しょうもん》 第十一肋骨の先端。
胃兪 第十二胸椎と第一腰椎棘突起間の傍ら一寸五分。
二寸 約6センチ。
一寸五分 約4・5センチ。

『養生訓』に学び、自らを振り返る

「養老」は老人について述べたものであるが、まず親・老人に対する接しかたに触れている。親の心を楽しませ、その心にそむかず、心配をかけてはならない。また、年をとり気力も体力もおとろえているので、子どもを養うように気をつかわなければならないとしている。

老人自身については、年をとると、怒りっぽくなり、欲深くなり、人を責めとがめるようになりがちなので、慎んで節度を守るようにと説く。節度を守ること、これは老人にかぎらず、中年世代でも、また若い世代でも大事なことであろう。

そして、一日一日を惜しみ、日々を楽しんで暮らすことを強調している。それも自分の心の楽しみ、自分で楽しむのがよいとしている。これは世間でいう楽しみではない。自分の心のなかの本来的な楽しみであるという。これもまた老人にかぎったことではない。自身を振り返り、日々楽しく暮らしているだろうか、また自分で楽しんでいるだろうかを考えてみるとよいだろう。

養生訓の後記

右にしるした内容は、古人の言葉をやさしくし、古人の意をうけて発展させたものです。また先輩に教わったことも多くあります。自分でためし、効果のあったものは、仮説のようなものでも書いておきました。

これは養生《ようじょう》の大意です。それぞれの項目のくわしいことは、説きつくしていません。ですから保養の道に志《こころざし》がある人は、多くの古人の書を読んで理解するとよいでしょう。大意を知っていても、それぞれの項目のくわしいことを理解しないと、その道をつくすことはできません。

私は、むかし、若いときに読んだたくさんの書のうち、養生の術を説《と》いた古い言葉をあつめて、門弟に渡し、その分類をさせました。名づけて『頤生輯要《いせいしゅうよう》』といいます。養生に志のある人には、参考までに読んでほしいものです。ここに書いたのは、その本の要点をまとめたものです。

八十四翁　貝原篤信《かいばらあつのぶ》書

正徳三癸巳年　正月吉日

『頤生輯要《いせいしゅうよう》』天和二年（一六八二）。

右にしるせる所は、古人の言をやはらげ、古人の意をうけて、おしひろめし也。又、先輩にきける所多し。みづから試み、しるしある事は、臆説といへどもしるし侍りぬ、是養生の大意なり。其条目の詳なる事は、説《とき》つくしがたし。保養の道に志あらん人は、多く古人の書をよんでしるべし。大意通じても、条目の詳なる事をしらざれば、其道を尽しがたし。愚生、昔わかくして書をよみし時、群書の内、養生の術を説ける古語をあつめて、門客にさづけ、其門類をわかたしむ。名づけて頤生輯要と云《いう》。養生に志あらん人は、考がへ見給ふべし。ここにしるせしは、其要をとれる也。

八十四翁　　貝原篤信書

正徳三癸巳年　正月吉日

第3部

『養生訓』に学ぶ
―すこやかに生きる知恵―

●人生100年時代、健康寿命をたもつ

第2部では、『養生訓』の教えを現代語訳と原文で見てきた。『養生訓』は、心の安らぎこそ養生の基本であるとし、心を平和にし、心を苦しめず、心を養うことを養生の要点としていることは第1部でもふれたとおりである。第3部では、この点などをさらに掘り下げ、現代に生きるわれわれが、心安らかに、そしてすこやかに生きるためにはどうすべきなのかについて考察してみたい。

「人の身は百年を以て期とす」（57頁）

（人間のからだは百年をもって期限とします）

「はじめに」でもふれたが、現代の日本は寿命が延び、人生100年時代といわれる。もちろんもっと長く、百歳以上の長寿の人もいるが、多くの人が百歳くらいまでは生きる時代になってきているといえるだろう。

益軒は、人のからだは天地・父母からうけたものであり、養生の道を学び、長く生きることは、人間に課せられた大きな務めであるという。

「天地のみたまもの、父母の残せる身なれば、つゝしんでよく養ひて、そこなひやぶらず、天年を長くたもつべし」（34頁）

（天地からいただいたものであり、父母の残してくださったものなので、慎んでよく養って天寿を長くたもつようにしなければなりません）

「人の命は至りて重し。道にそむきて短くすべからず」（63頁）

（人の命はきわめて貴重です。かりにも道にそむいて短くすることがあってはならないのです）

また、いくら財産や地位があっても、短命であっては意味がないとも説く。

「たとひ財禄を求め得ても、多病にして短命なれば、用なし」（81頁）

（たとえ財産・収入を手に入れることができても、病多く短命であってはなんにもなりません）

財産や地位は外にあってもとめようとしてもなかなか手に入れることができない。無病長生は自分の内にあってもとめれば手に入りやすいのだといい、養生と長命の重要性を述べている。

そしてここで大事なのが、長生きをすればそれでよいというわけではないという点である。

「病なく命ながくしてこそ、人となれる楽おほかるべけれ」（69頁）

（人は病気がなく健康で長生きをしてこそ、人間としての楽しみを多く味わうことができます）

「たとひ百年のよはひをたもつとも、楽なくして苦み多し。長生も益なし。いけるばかりを思ひでにすともいひがたし」（70頁）

（たとえ百年生きても、楽しみがなく、苦しみが多いだけです。長生きの意味がありません。ただ、生きているばかりでは寿というわけにはいかないのです）

いまでいえば健康寿命についてである。寝たきり状態で長生きしても意味がない。健康で元気な状態でいるからこそ、長生きの意味があるとしているのである。

第一に心を養うこと

では、健康をたもち長生きするためにはどうすればよいのか。

益軒はさまざまな養生法、その心得や注意点などを説いているが、まずは先にふれた心を養うことであるという。

「養生の術は先心気を養ふべし。心を和にし、気を平らかにし、いかりと慾とをおさへ、うれひ、思ひ、をすくなくし、心をくるしめず、気をそこなはず」（47・48頁）

（養生の術の第一歩は心気を養うことです。心をやわらかに平静にし、怒りと欲とをおさえ、憂いや心配を少なくして、心を苦しめず、気をそこなわないこと）

心を養うことを養生の第一にあげているのである。心はつねに平静に、怒ったり、憂いたりせず、心を苦しめないことが肝要だと説く。心を養うこと、心を平静に、ゆったりとたもつべきことをくり返し述べている。

「心をしづかにしてさはがしくせず、ゆるやかにしてせまらず、気を和にしてあらくせず、

言をすくなくして声を高くせず、高くわらはず、つねに心をよろこばしめて、みだりにいからず、悲をすくなくし、かへらざる事をくやまず」（110頁）

（心を静かにして騒がしくせず、ゆったりとしてせまらず、気をやわらかにして、荒くしない。言葉を少なくして声を高くせず、大声で笑わず、いつも心を喜ばせてむやみに怒らず、悲しみを少なくし、すぎたことはくやまない）

「心をつねに従容としづかにせはしからず、和平なるべし。言語はことにしづかにしてすくなくし、無用の事いふべからず」（124頁）

（心はいつもゆったりと静かで、せかせかしないで平穏にたもっているのがよいのです。とくにしゃべるときには物静かにして口数を少なくし、余計なことはいってはいけません）

言葉、口数を少なくすることを説いているが、これは養生にかぎらない。余計なことを口にしないことがよいのは、さまざまな場面でいえることである。

養生の観点からいえば、荒々しく感情的になってはならないということであろう。感情を高ぶらせてはならないことをつぎのように説いている。

「七情の内、怒と慾との二、尤徳をやぶり、生をそこなふ。（中略）忿は陽に属す。火のもゆるが如し。人の心を乱し、元気をそこなふは忿なり。おさえて忍ぶべし」（129頁）

（七情のなかで、怒と欲の二つは、もっとも徳をきずつけ、生をそこなうものです。（中略）怒りは陽に属します。火が燃えるようなものです。人の心を乱して元気をそこなうのは怒りです。だからこれをおさえて忍ばなければなりません）

七情とは、喜怒哀楽などの感情である。なかでも怒をもっともおさえなければならないとする。現代社会、人間関係その他、摩擦がたえない時代。だが、イライラしたり、怒ったりしてはならないのだ。では、そのためにどうすればよいのか。

その答えの一つとしてつぎの言葉がある。

「凡の事十分によからんことを求むれば、わが心のわづらひとなりて楽なし。禍も是よりおこる。又、人の我に十分によからん事を求めて、人のたらざるをいかりとがむれば、心のわづらひとなる」（118頁）

（すべてのことについて完全無欠であろうとすると、自分の心の負担になって楽しみがありません。さまざまな不幸もここから起こるのです。また他人が自分にとって完全であってほし

いと思うと、他人のたらないことを怒りとがめるので、心の負担になります）

完璧、十分な状態をもとめようとすると、それが心の負担となる。他人に対して完璧をもとめると、怒りを生じ、またそれも心の負担となる。自分にも他人にも完璧をもとめない。ほどほどを心がけるということであろう。

また、つぎの言葉もある。

「わが身不幸にして福うすく、人われに対して横逆なるも、うき世のならひ、かくこそあらめ、と思ひ、天命をやすんじて、うれふべからず」（349頁）

（自分が不幸で貧乏であったり、他人が自分に横柄な態度をとったりしても、浮世のならいとはこうしたものだと思って、天命にさからわず、憂いてはなりません）

世のなかそんなものだからと思って深くなやまず、定めだからと思ってなげいてはならない、ということである。なやんだり、なげいたりしても、どうにもならないことはある。そんなことにひきづられて心を苦しめてはならないのである。

からだを動かす

心を養うことを強調する一方で、からだを動かすこともすすめている。

「身体は日々少づつ労働すべし。久しく安坐すべからず。毎日飯後に、必ず庭圃の内数百足しづかに歩行すべし。雨中には室屋の内を、幾度も徐行すべし」(55頁)

(日々、少しずつからだを動かして運動しましょう。長く楽な姿勢で座っていてはいけません。毎日、食後には、かならず庭のなかを数百歩静かに歩きましょう。雨の日には室内を何度もゆっくり歩きましょう)

そして、長いあいだ楽な姿勢でじっとしていることを戒めている。

「つとむべき事をつとめずして、臥す事をこのみ、身をやすめ、おこたりて動かさゞるは、甚養生に害あり。久しく安坐し、身をうごかさゞれば、元気めぐらず、食気とゞこほりて、病おこる。ことにふす事をこのみ、ねぶり多きをいむ」(65頁)

(努力するべきことを努力しないで、寝ることを好み、からだを休めて、怠けて動かないのは、はなはだ養生に害となります。長く楽な姿勢で座り、からだを動かさないと、元気が循環しないで、食欲がなくなり病気になります。とくに寝ることを好み、眠りが多いのはよくありません）

動くこと、からだを休ませすぎない、この二つについてもくり返し述べている。
また、はたらくことの大切さもこう説く。

「士となれる人は、いとけなき時より書をよみ、手を習ひ、礼楽をまなび、弓を射、馬にのり、武芸をならひて身をうごかすべし。農工商は、各其家のことわざをおこたらずして、朝夕よくつとむべし」（65頁）

（武士たるものは、幼いときから書を読み、手習いをし、礼楽を学び、弓を射、馬に乗り、武芸を習ってからだを動かすべきです。農・工・商の人は、各自それぞれの家業を怠けないで、朝となく夜となく努力しなければなりません）

「四民ともに家業をよくつとむるは、皆是養生の道なり」（66頁）

（四民ともども家業にはげむことは、みなこれ養生の道です）

心は平穏に、からだは動かす。そして、仕事にはげむ。すこやかに生きるための心得といえよう。

楽しむということ

ところで、第3部のはじめに健康寿命をたもつことにふれたが、老人の養生、老人はどうあるべきかについて、こう説いている。

「老後は、わかき時より月日の早き事、十ばいなれば、一日を十日とし、十日を百日とし、一月を一年とし、喜楽して、あだに、日をくらすべからず。つねに時日をおしむべし。心しづかに、従容として余日を楽み、いかりなく、慾すくなくして、残軀をやしなふべし」（337頁）

（老後は、若いときの十倍の早さで月日がすぎていくので、一日を十日とし、十日を百日とし、一カ月を一年として楽しみ、むだな日を暮らしてはいけません。つねに時、日を惜しむべきです。心を静かにして、ゆったりとおちついて残った月日を楽しみ、怒ることなく、欲を少なくして、生き残っているからだを養うべきでしょう）

若いとき以上に慎み、心静かにするようにと説き、一日一日を惜しみ、心を楽しませるべきだとしている。

心を楽しませることについては、老人にかぎったことではない。『養生訓』には「楽」という字がよく登場する。

そもそも『養生訓』における養生の道は「忍《にん》」と「畏《おそれる》」の字を守り、慎み我慢することがベースにある。つまり禁欲的な生活が基本であるが、その禁欲の成果として「楽」があるのではないだろうか。

「つねに道を以て欲を制して楽を失なふべからず。楽を失なはざるは養生の本也」（121頁）

（いつも養生の道にしたがって欲を制限し、そして楽しみをうしなってはなりません。楽しみをうしなわないことが養生の根本なのです）

「貧賤なる人も、道を楽しんで日をわたらば、大なる幸なり。しからば一日を過す間も、その時刻永くして楽多かるべし。いはんや一とせをすぐる間、四の時、おりくの楽、日々にき

はまりなきをや。如レ此にして年を多くかさねば、其楽長久にして、其しるしは寿かるべし」（104頁）

（貧しく身分の低い人でも、道を楽しんですごすなら、それは大きな幸福です。ですから、そのように暮らすなら、一日をすごすあいだも、その時間が長く感じられて、楽しみも多いことでしょう。まして、一年がすぎるあいだには四季おりおりの楽しみがあり、一日一日がとてもすばらしく感じられるのではないでしょうか。このように年を多くかさねていけば、その楽しみは長く、しかもその効果が長命としてあらわれるでしょう）

楽しみ、これは『養生訓』のキーワードともいえるものである。

身分や財産をとわず、最終的には心を楽しませ、人生を楽しく送ること、そうすることが長生きにつながる。これが、益軒がもっとも強調したいことであり、すこやかに生きる知恵といえよう。

●楽しみとは

楽しむことがとても大切なのではあるが、楽しみとはどのようなものなのか、またどう楽しむべきなのだろうか。

晩年の益軒が「楽しみ」についてまとめた書に『楽訓《らくくん》』がある。その冒頭にはこうある（原文の引用は『益軒全集』（国書刊行会）による）。

「あめつちのめぐみをうけて、いきとしいけるもろもろきはまりなき内に、人ばかりたふとき物なし。いかんとなれば、人は萬物の霊なればなり。されば人とかく生れきぬる事、いたりて得がたき幸なり。（中略）この故に人はいとけなきより、いにしへのひじりの道をまなび、我が心にあめつちより生れ得たる仁を行ひてみづから楽しみ、人に仁をほどこして楽しましむべし」

（天地のめぐみをうけて、生きとし生ける万物のなかで、人ほど尊いものはありません。なぜなら、人は万物の霊長だからです。ですから、このように人として生まれてきたことは、またと得られない幸福なのです。（中略）ゆえに人は幼いときから聖人に道を学び、わが心に天地より生まれつきもらった仁を行なって、自らも楽しみ、人にも仁をほどこして楽しませるの

がよいのです）

仁によって、自分を楽しませ、また他者をも楽しませる。では、仁とはなにか。つづきにこうある。仁とは、あわれみの心を根本として行なったさまざまな善すべてをいう。そしてさらに、自ら楽しみ、人を楽しませて人の道を行なうのが、人として生まれたかいというもので、それができれば、むなしくすごすという悔いもないだろう、と述べている。もちろん自分は楽しむが、自分だけが楽しむのではなく、人をも楽しませる。人を楽しませることは、すなわち自分の楽しみにもつながるということであろう。

また、楽しみは心のなかにあるとこう説いている。

「人の心の内にもとより此楽あり。私慾行はれざれば、時となく所として楽しからずと云事なし。是本性より流れ出たる楽なり。外に求るにあらず。又わが耳、目、口、鼻、形の五官、外物にまじはりて色を見、こゑを聞き、物くひ、香をかぎ、うごき、しづかなる五つのわざ、欲少くよきほどに過す。されば、あふさきるさ、ことぐに楽しからざる事なし。（中略）もとより人の心の内に生れ付たる楽あるゆゑ、外物にふれて其助を得て、内なる楽さかんになれ

る也」

（人の心の内には本来この楽しみがあります。私欲の行ないさえなければ、いつでも、どこでも楽しいはずです。外にもとめるものではありません。自分の耳、目、口、鼻、からだの五官は、外物に接して色を見、声を聞き、物を食い、香をかぎ、からだを動かします。この五つのわざを静かに欲少なく暮らすのです。そうすれば、行きもかえりも楽しくないものはありません。（中略）本来人の心の内に生まれつき楽しみがあるから、外物にふれて、その助けをえて、心の内にある楽しみがさかんになるのです）

人の心のなかには生まれつき楽しみが存在するのだとしている。だから外に楽しみをもとめようとしてはいけない。外にもとめるのではなく、外の物にふれることによって、内にある楽しみが活発になるのだという。

●さまざまな楽しみ

『楽訓』では、各論としてさまざまな楽しみについて述べている。つぎにその楽しみのいくつかについてみていこう。

●**旅行の楽しみ**

「旅行して他郷にあそび、名勝の地、山水のうるはしき佳境にのぞめば、良心を感じおこし、鄙吝をあらひすゝぐ助となれり。是も亦わが徳をすゝめ、知をひろむるよすがなるべし」

（旅行をして他郷にあそび、名勝の地や、山水の美しい佳境にのぞむと、良心を感じおこして、けちくさい心を洗いすすぐたすけになります。これもまたわが徳をすすめ、知をひろめる手段でしょう）

益軒が旅好きであったことは、第1部でふれたとおりである。益軒は旅行を通して楽しみを実践していたのであろう。

●**酒の楽しみ**

「酒は天の美禄なり。少のめば心を寛くし、憂をけし、興をやり、元気を補ひ、血気をめぐらし、人と歓を合せ、楽を助けて其益多し。もし多くのんで酩酊すれば、人の見る目も見ぐるしく、言おほくみだりにかたり、すがたもつねにかはりてつゝしみなく、心あらくして狂する

が如し」

（酒は天の美禄です。少し飲めば心が大きくなり、憂いを消し、興をおこし、元気を補って血気をめぐらし、人と歓《よろこ》びをあわせ、楽しみをたすけて、その益は多いものです。もし多く飲んで酩酊《めいてい》すれば、人の見る目も見ぐるしく、口数が多くなってみだりに語り、姿もいつもとかわって慎みをうしない、心もあれて狂人のようになってしまいます）

酒は微酔にである。飲みすぎなければ益は多いのである。『養生訓』巻第四の「飲酒」にもあるとおりである。

●四季の自然をめでる楽しみ

「一とせの内あめつちのみちつねにめぐり、四時に行はれて、萬古よりこのかたやまず。其間かすみたつより雪のつもれるまで、其けしきをり〳〵にことなり、又あさゆふのけしき、日々にことなれる、変態きはまりなきながめなり。天にありて象をなせるは、日月のかゞやき、風雨のうるほひ、霜雪のきよらかなる、雲烟のたなびけるは天の文也。地にあつて形をなせるは、山河のそばだち流れ、江海のふかくひろき、鳥獣の鳴き動き、草木のおひしげれるは地の文也。かくの如くあめつちの内四時の行はれ、百物のなれるありさま、目のまへにみち〳〵

て、人の見る事をよろこばしめ、心を感ぜしむる事、大なる楽なるかな」

（一年のうち天地の道はつねにめぐり、四季に行なわれて、万古以来やむことはありません。そのあいだ、霞がたつのから雪のつもるまで、その景色はおりおりに異なり、また朝夕の景色も日々に異なり、変化してきわまりない眺めです。天にあってかたちをなすのは、日月の輝き、風雨のうるおい、霜雪のきよらかさ、雲とかすみのたなびき、すべて天の文様です。地にあってかたちをなすのは、山のそばだち、河の流れ、入江のふかさ、海のひろさ、鳥のさえずり、獣の動き、草木がおいしげるのは、すべて地の文様です。このように天地のうちに四季が行なわれ、百物の生成のさま、目のまえに満ち満ちて、人の目をよろこばせ、心を感じさせることは大いなる楽しみなのです）

このあとに、春夏秋冬の季節の楽しみについてくわしく説明している。

●読書の楽しみ

「凡そ読書の楽は、いろをこのまずして悦びふかく、山林にいらずして心閑に、富貴ならずして心ゆたけし。此故に人間の楽是にかふるものなし。天地陰陽を以道の法とし、古今天下を以心を遊ばしむる境界として、其おもむき至りて大に、ひろき事きはまりなし。一日書をよむ

の楽至れるかな」

（およそ読書の楽しみとは、色を好まなくてもよろこび深く、山林に入らなくても心のどかに、富貴でなくても心ゆたかになることです。ですから、人間の楽しみでこれにかわるものはありません。天地・陰陽をもって道の法とし、古今天下をもって心を遊ばせる世界として、そのおもしろさは至って大きく、かぎりなく広いものです。一日書を読んでいる楽しみは最高です）

●いまの平和を楽しむ

益軒が「楽しみ」を強調したのは、かれが生きた時代背景が関係していると考えられる。益軒が生まれた寛永七年（一六三〇）から亡くなる正徳四年（一七一四）までは基本的には戦のない太平の世、安定した社会であった。

平和な時代に生きた益軒は、『楽訓』の後論でこう述べている。

「今の世の人は、此上に又大に楽しむべき事ひとつあり。これをしりて人ごとに楽しむべ

し。其可レ楽はなんぞ、大君の御めぐみによりて、かゝる太平の御世に生れ、堯舜の仁にあひて、白頭まで干戈を見ず、是大なる楽にあらずや。（中略）昔より乱世は多く治世はすくなし。今の人はいにしへ兵乱の世久しくつゞきて、不幸にうれひにしづめる事を思ひやりて、わが大君の御めぐみと、今の世の太平の楽とわするべからず。蓼蟲《れう》はからき事しらず。今の世に生まれては今の楽をしれる人すくなし。いにしへを思ひやりて今の世を楽しむべし」

（いまの世の人は、このうえにさらに大いに楽しむべきことがあります。これを知ってそれぞれの人が楽しむべきです。その楽しみとはなんでしょう。大君（徳川将軍）の御恵みによって、このような太平の時代に生まれ、堯・舜の仁にあって、白髪になるまで戦にあわず、これは大いなる楽しみではないでしょうか。（中略）むかしから乱世は多く、治世は少ないものです。いまの人は、むかし、兵乱の世が長くつづいて不幸に悲しんだことを思いやって、わが大君の御恵みといまの世の太平の楽しみを忘れてはなりません。蓼《たで》の虫は蓼がからいことを知りません。いまの世に生まれて、いまの世の楽しみを知っている人は少ないものです。むかしのことを思いやって、いまの世を楽しまなければなりません）

戦争のない平和な時代がつづくことを、そして平和な時代を楽しみながら、長くすこやかに生きられることを願ってやまない。

主な参考文献

『養生訓』貝原益軒著、伊藤友信訳（講談社学術文庫）
『養生訓』貝原益軒著、松田道雄訳（中公文庫）
『養生訓　ほか』貝原益軒著、松田道雄訳（中公クラシックス）
『養生訓・和俗童子順』貝原益軒著、石川謙校訂（岩波文庫）
『養生訓』貝原益軒著、城島明彦訳（致知出版社）
『養生訓』貝原益軒著、杉靖三郎編（徳間書店）
『日本の名著　貝原益軒』松田道雄責任編集（中央公論社）
『益軒全集』益軒会編著（国書刊行会）
『貝原益軒』井上忠著（吉川弘文館）
『論語』金谷治訳注（岩波文庫）
『新訂　孫子』金谷治訳注（岩波文庫）
『孟子』小林勝人訳注（岩波文庫）
『新釈漢文大系　老子・荘子　上』阿部吉雄・山本敏夫・市川安司・遠藤哲夫著（明治書院）
『老子』金谷治著（講談社学術文庫）
『新釈漢文大系　史記十一（列伝四）』青木五郎著（明治書院）
『新潮日本古典集成　古今和歌集』奥村恆哉校注（新潮社）

編訳者

前田 信弘（まえだ のぶひろ）

経営コンサルタント。高校講師、専門学校教員を経て独立。長年、経営、会計、金融、マーケティングなど幅広くビジネス教育に取り組むとともに、さまざまなジャンルで執筆・コンサルティング活動を行う。あわせて歴史や古典などをビジネスに活かす研究にも取り組んでいる。著書に『コンテンポラリー・クラシックス　葉隠　処世の道』『コンテンポラリー・クラシックス　五輪書　わが道をひらく』『コンテンポラリー・クラシックス　武士道　ぶれない生きざま』『コンテンポラリー・クラシックス　韓非子　人を動かす原理』『君の志は何か　超訳　言志四録』（日本能率協会マネジメントセンター）、『知識ゼロからのビジネス韓非子』『知識ゼロからのビジネス論語』『知識ゼロからの孫子の兵法入門』（幻冬舎）などがある。

養生訓　すこやかに生きる知恵

2020年3月30日　初版第1刷発行

編訳者――前田信弘

発行者――張士洛

発行所――日本能率協会マネジメントセンター

〒103-6009　東京都中央区日本橋2-7-1　東京日本橋タワー
TEL 03(6362)4339(編集)／03(6362)4558(販売)
FAX 03(3272)8128(編集)／03(3272)8127(販売)
http://www.jmam.co.jp/

装　　丁――IZUMIYA（岩泉 卓屋）
イラスト――内山弘隆
本文DTP――平塚兼右、新井良子、矢口なな（PiDEZA Inc.）
協　　力――株式会社 RUHIA
印刷・製本――三松堂株式会社

ISBN 978-4-8207-3199-3　C0010
落丁・乱丁はおとりかえします。
PRINTED IN JAPAN